RECHERCHES

SUR

LE MAL DE MER,

PAR J.-M. BONAVITA,

D'URTACA,

Docteur de la Faculté de Médecine de Montpellier.

MONTPELLIER,

J. MARTEL AÎNÉ, IMPRIMEUR, RUE PRÉFECTURE, 10.

1842

AVANT-PROPOS.

J'avais préparé ce mémoire pour le lire à la Société de médecine de Caracas, où j'avais promis de me rendre pour remplir provisoirement la chaire de chirurgie, en l'absence du professeur titulaire choisi par la nation et élevé au poste de président de la république (1) ; mais la révolution de juillet et les événements postérieurs dans ce pays me firent renoncer à l'un et à l'autre.

Bien loin de songer à le rendre public, non parce qu'il ne renfermait pas des choses

(1) Le Dr Vergas, professeur à la faculté de médecine de Caracas, a été le second président de la république de Venezuela. Ce fut malgré lui qu'il se mit à la tête du gouvernement ; l'unanimité de la nation le choisit, et le congrès ne voulut pas accepter ses excuses. La révolution qui eut lieu ne lui donna pas le temps de répondre à la confiance de ses concitoyens ; mais elle leur a prouvé combien il en était digne. Sa conduite irréprochable, son désintéressement et sa fermeté lui ont mérité une belle page dans l'histoire.

utiles, mais parce que je ne pouvais pas me persuader que les vérités que j'y expose eussent pu échapper à la sagacité d'autres médecins voyageurs plus habiles, et pour ne pas paraître aspirer à un titre que mes talents ne me permettent pas d'ambitionner, à peine ai-je eu la précaution de le conserver.

En 1839, j'en communiquai un extrait à la Société de médecine de la Trinidad pendant sa séance du 6 avril. Ce fut alors que le docteur Morai, président de la Société, me fit part que, dans ces derniers temps, la Société de médecine de Londres s'était occupée d'un pareil sujet, et me transmit le journal intitulé *the Lancet,* dans lequel je pus lire le rapport de deux séances tenues dans le mois d'octobre 1838, et consacrées presque exclusivement au mal de mer. Je fus très-flatté de savoir qu'un sujet à l'étude duquel je m'étais livré, eût occupé aussi une corporation si respectable, et j'éprouvai encore une autre satisfaction en apprenant qu'une idée à peu près semblable à la mienne s'était présentée à l'esprit d'un de ses membres (le docteur Robert). Cela me rassura davantage sur l'importance du sujet et sur la justesse de mes idées, tandis qu'il m'apprenait que des faits importants étaient encore ignorés par le monde médical.

Maintenant je le livre au public, après lui avoir donné toute l'extension dont je le crois susceptible ; non pas flatté du mérite de son style et de sa dialectique, qui ont besoin d'indulgence, mais de l'idée de contribuer aux progrès de la science et au soulagement de l'humanité : d'ailleurs, ce n'est pas une nouvelle théorie, basée sur de simples hypothèses, que je cherche à faire valoir, et qu'un style élégant, un raisonnement mieux soutenu feraient agréer avec plus de facilité ; ce sont des faits que j'établis, et des faits garantis par l'observation, dont le langage ne trompe jamais.

Je serais cependant peiné de savoir qu'il manque de clarté : c'est ce que j'ai cherché à éviter, même aux dépens d'un raisonnable laconisme, car j'ai eu l'intention de le rendre lisible et utile à toute sorte de personnes douées d'intelligence, et qui, par leur position sociale, seraient forcées de se livrer à la mer. Mais qu'on ne s'imagine pas que, pour se garantir du mal de mer, on ait besoin de se munir de potions, essences, pilules et d'autres substances pharmaceutiques : les moyens curatifs que je propose sont bien d'un autre genre ; ils se réduisent presque à une simple gymnastique, qui empêche les mutations qui constituent la maladie, et dont l'exécution sera d'autant plus facile, que le malade, par une lecture attentive de ce travail, se sera pénétré de son contenu. J'en ai la conviction par les épreuves répétées faites sur moi-même, et par les bons résultats que d'autres en ont obtenus d'après mes conseils et mes instructions.

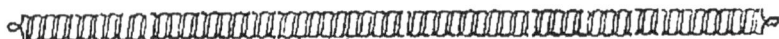

RECHERCHES

SUR

LE MAL DE MER.

Il n'y a presque pas de nation sur le globe, qui ne compte un nombre plus ou moins grand de personnes flottantes sur la surface de la mer. La politique des gouvernements, les relations commerciales, l'intérêt des sciences sont autant de sources intarissables et toujours croissantes de navigateurs et de voyageurs qui peuplent les grandes comme les petites mers.

Cette immense population devait, par l'utilité

qu'en retire le reste des hommes, faire le sujet
de la bienveillance générale, surtout en ce qui
concerne sa santé, et faire en sorte de réduire
les dangers à la seule violence mécanique des
éléments : aussi telles sont les améliorations qui
ont été apportées à l'hygiène navale, qu'on voit
rarement les fièvres et le scorbut attaquer et
détruire les équipages de flottes entières, ainsi
que cela arrivait dans des temps plus reculés.
Ces maladies sont à présent peu redoutées ; cependant les causes morbifiques auxquelles elle
est exposée par son isolement et ses privations,
par les variations de température et de climat,
par ses stations près de terres malsaines, et par
ses communications avec des populations où règnent souvent des épidémies et des contagions,
sont si nombreuses, qu'il reste encore aux gens
de l'art de quoi exercer leur talent et consacrer
leurs veilles au profit de l'humanité. Ce n'est
pas une telle entreprise que je médite en ce moment : elle serait au-dessus de mes forces ; mais
seulement je me propose d'offrir à mes confrères
l'histoire d'une maladie occasionnée par la navi-

gation ; maladie qui, si elle n'est pas généralement dangereuse, produit des souffrances pendant de longues traversées, et constitue un phénomène digne de l'attention du médecin et du naturaliste.

Il n'y a ni âge, ni sexe, ni tempérament, qui n'étant pas habitué aux voyages de mer, n'éprouve alors ce malaise et ce vomissement qui constituent le *mal de mer*. Une telle maladie, qu'on a même mis en doute si elle méritait d'être traitée *ex professo*, est cependant la cause de beaucoup de désastres qui n'auraient pas lieu si on parvenait à la prévenir, ou à en diminuer l'intensité. Sans compter la gravité dont elle-même est susceptible, et dont j'aurai occasion de parler plus tard (l'on connaît le motif qui détermina Cicéron à se livrer à ses bourreaux), combien de passagers sont la victime des naufrages sur les côtes, lors même qu'ils n'offrent aucun danger pour les gens amarinés (1)! Que

(1) J'aurai toujours à déplorer la perte d'un ami qui fut la victime d'une pareille catastrophe. Jeune encore,

d'affaires négligées, que d'intérêts perdus, pour ne pas s'exposer aux tortures d'une pareille maladie ! tandis que par le perfectionnement de nos machines locomotrices, l'homme le plus faible, la dame la plus délicate pourraient entreprendre des voyages jadis si pénibles, et les faire servir à leur industrie ou à leur agrément.

Cependant je ne prétends pas arriver jusque-là, et j'avouerai même que ce motif n'a pas été celui

---

jouissant d'une bonne santé et bon nageur, il s'embarqua à bord d'une lanche, pour se rendre de l'île de Corse à Livourne, dans l'intention de faire un voyage d'agrément en Toscane. Se trouvant à peu de distance de la Gorgone, naviguant à petit vent, mais assoupi et abattu par la maladie, il se tenait constamment couché, lorsqu'à trois heures de l'après-midi un grain les surprit et fit chavirer le bâtiment. Ni les cris ni le bruit ne purent le tirer de son état : il tomba à la mer sans plus reparaître, avec un passager dans le même état. Les autres, y compris une dame très-malade, quoique tombés aussi à la mer, regagnèrent la quille du bâtiment où ils restèrent jusqu'au lendemain, et ne voyant venir aucun secours, ils se sauvèrent à la nage, excepté la dame qui, ne pouvant pas résister à l'action combinée du froid, de l'humidité, de la frayeur et de la maladie, expira sur le fond renversé du bâtiment.

qui m'a induit à faire des recherches sur cette maladie. Placé depuis long-temps dans des circonstances qui m'ont obligé à de fréquents voyages de mer ; sujet moi-même à en ressentir l'influence morbifique, j'ai dû me faire la question que tout homme se fait à la vue du moindre phénomène de la maladie : Pourquoi cela arrive-t-il? Pourquoi ai-je des maux de cœur? Pourquoi vomis-je? En vain j'en ai cherché la raison suffisante dans le peu qui a été écrit sur ce sujet ; je n'y ai trouvé que des idées vagues et des hypothèses sans fondement. Ainsi, pour me rendre raison de ce que j'éprouvais, il me fallait faire des recherches ; ce que j'ai fait de mon mieux, en me servant des expériences que j'ai été à même de faire, des observations recueillies avec soin, et des lumières de l'anatomie et de la physiologie.

Persuadé d'en avoir obtenu un résultat au-delà de mon attente, et flatté de pouvoir ouvrir un chemin à la découverte des véritables moyens thérapeutiques, j'ai cru devoir en faire le sujet d'un travail, dont le but sera : 1° étudier les principaux phénomènes qui constituent le mal de mer, et les circonstances qui le favorisent ou le modifient ; 2° rechercher les agents qui donnent la première impulsion à nos organes, et les obligent à s'écarter de l'état normal ; 3° déterminer le mode d'action de ces agents, et par quel enchaînement de mutations se développent les phénomènes de la maladie ; 4° rapporter les observations et les expériences qui mettent en évidence les faits établis : ce qui donnera matière à quatre chapitres, dont la solution nous amène à un cinquième, qui roulera sur les moyens thérapeutiques les plus propres à prévenir, terminer ou ralentir la maladie et les souffrances des malades.

CHAPITRE I.er

*Phénomènes qui constituent le mal de mer, et cir-
constances qui le favorisent ou le modifient.*

En entrant dans le canot qui doit nous trans-
porter à bord, si c'est dans un port où la mer est
calme, et n'étant pas très-préoccupés, nous ne
ressentons aucun dérangement, mais, plus tôt,
l'élan du canot que lui impriment les rames devient un mouvement agréable, qui nous fait au-
gurer un voyage sans trouble. Le bâtiment étant
dans les mêmes conditions, nous n'en sommes
pas troublés non plus; mais si la mer est un peu
agitée, et que le bâtiment fasse un peu de mouvement, quoique peu sensible, on ne tarde pas à
ressentir les premiers symptômes de la maladie,

qui se déclarent plus promptement et avec plus de force, si le bâtiment se mettant à la voile rentre dans une mer plus agitée et houleuse.

On commence d'abord par ressentir un malaise, dont on ne peut guère se rendre raison ; en même temps le besoin de cracher souvent, quoique la sécrétion de la salive ne soit pas abondante, accompagné d'éructations fréquentes et insipides, et quelquefois du hoquet. Le malaise augmente, les envies se déclarent et le vomissement suit lui-même avec abattement général, et quelquefois tel qu'on est obligé de rester constamment couché. La tête devient lourde, souvent avec céphalalgie, et quelquefois un assoupissement constant retient le malade presque sans connaissance. Souvent aussi le vomissement est tellement prolongé, qu'après avoir expulsé toutes les matières contenues dans l'estomac, il n'est pas rare de voir vomir plus ou moins de sang. Dans cet état, les contractions de l'estomac et les efforts font endurer au malade des souffrances inconcevables, et c'est alors que la maladie devient dangereuse, surtout pour ceux qui sont sujets à l'hématémèse, pour les femmes enceintes et pour les individus affectés de hernie., à cause des hémorrhagies, des fausses couches et des étranglements qui peuvent en résulter : circonstances bien dangereuses par leur nature, et par l'éloignement où l'on se trouve des secours de l'art.

Outre l'abattement des forces, les nausées et le vomissement., d'autres phénomènes se présentent encore, qui préparent au malade de nouvelles souffrances non moins à craindre que les précédentes. Le ventre devient constipé, et plusieurs jours se passent sans pouvoir obtenir une selle; les matières fécales se durcissent dans le rectum; un poids moleste se fait sentir au fondement, et tout en faisant des efforts on ne peut pas se débarrasser d'une matière devenue déjà étrangère à l'économie vivante. Cet accident est si commun, que ceux même qui ne sont guère affectés des autres symptômes en sont plus ou moins gênés. On conçoit facilement que, chez les individus sujets aux engorgements hémorrhoïdaux, et ceux affectés de fistules à l'anus, une

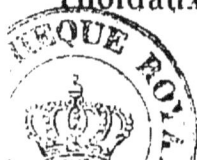

telle situation ne peut pas être tout-à-fait inno-
cente. Mais ce qui est beaucoup plus à craindre,
c'est la difficulté d'expulser les urines. On sent
le besoin de s'en débarrasser sans pouvoir rien
obtenir ; on fait des efforts, mais inutilement ; on
y renonce pour le moment, espérant être soulagé
à une époque plus favorable , et lorsque le besoin
est plus pressant, on se voit encore frustré de
l'espoir d'un prompt soulagement. Quoique très-
peu incommodé moi-même de ce côté-là , j'ai eu
maintes fois occasion de voir des individus tour-
mentés par les souffrances qu'entraînent avec
elles une ischurie et une strangurie , et après
avoir épuisé tous leurs efforts, j'en ai vu quelques-uns se condamner à passer des heures sur
le beaupré, exposés aux coups d'une mer agitée, et où ils pouvaient seulement être soulagés
par la sortie de quelques gouttes d'urine. Qu'on
s'imagine à présent des sujets affectés de rétré-
cissement de l'urètre et du col de la vessie, ou
par toute autre maladie de ces organes, et placés
en de pareilles circonstances, il sera aisé de
se convaincre de l'importance et de la gravité

que peut acquérir le mal de mer. A tous ces désordres s'associent toujours une espèce d'étourdissement, l'aversion pour la boisson et les aliments, le dégoût pour les autres habitudes, telles que l'usage du tabac, et après que ces symptômes ont disparu l'appétit revient ainsi que les autres goûts, comme cela arrive dans la convalescence des autres maladies. Du troisième au quatrième jour, dans la plupart des sujets, la maladie cesse ; mais, dans quelques-uns, elle se prolonge beaucoup plus ou reparaît à la première occasion favorable.

Quant aux circonstances dans lesquelles le mal de mer semble être favorisé ou modifié, les unes sont inhérentes à la mer et aux vents, les autres au bâtiment, et les autres, enfin, aux individus. Plus il y a grosse mer, et plus la maladie est facile à se développer avec intensité : aussi voyons-nous les passagers et l'équipage lui-même, avoir des agitations et du calme, suivant que la mer est plus ou moins houleuse. Cependant la présence et la direction des vents semblent exercer une influence qui doit faire exception à

cette règle. Dans une mer houleuse et sans vent,
la maladie est à son comble ; elle l'est moins sur
un bâtiment qui marche vent-arrière, et elle
l'est encore moins sur celui qui marche au grand-
largue ou au plus près, à moins qu'il n'existe ce
mouvement d'avant en arrière, qu'on désigne
sous le nom de tangage : c'est le mouvement le
plus propre à la maladie, et aussi celui qu'on
redoute le plus.

Les circonstances qui regardent le bâtiment
sont relatives à sa grandeur, à son encombrement, et à la place occupée par le malade. Sur
un gros bâtiment la maladie est moins intense
et moins prolongée. Il y a plus : si, après avoir
fait une longue traversée sur un bâtiment de
premier ordre, et après que l'habitude nous a
guéris de la maladie, nous nous embarquons dans
un autre d'un ordre inférieur, nous éprouvons
à peu près les mêmes bouleversements comme
si l'on s'embarquait pour la première fois. Il
n'en est pas de même si ce changement se fait à
l'inverse. A circonstances égales, un bâtiment
encombré partout est plus à craindre qu'un autre

qui tient le pont débarrassé, et les places des-
tinées à la commodité des passagers. D'après cette
règle, j'ai depuis quelque temps pu juger d'a-
vance de la bénignité, de l'intensité et de la durée
de la maladie. Enfin, pour ce qui regarde la place
occupée par le malade, on n'est guère d'accord
sur celle à laquelle on doit donner la préférence.
Aux uns il leur semble souffrir moins sur le
pont, aux autres dans la cale et autant que possible au centre; cependant, d'après ma propre
expérience et celle de plusieurs personnes que
j'ai consultées à ce sujet, je me suis convaincu
que, dans des parages où la température n'est
pas élevée, ou sur des bâtiments seulement les-
tés, le centre est la place la moins favorable à la
maladie, et ce n'est que la chaleur ou les mauvaises odeurs qui peuvent la rendre plus insupportable. Plus on s'éloigne de ce point et plus
les dispositions à la maladie augmentent, au
point que, même sur le haut des mâts, les personnes les plus amarinées sont exposées parfois
à éprouver des vomissements.

Enfin, les circonstances inhérentes aux mala-

des ont rapport à leur tempérament, à leur âge
et à leur sexe. Un individu placé sous les mêmes
conditions apparentes souffre plus qu'un autre,
ou la maladie lui dure plus long-temps. Le beau
sexe, en général, est plus susceptible, et le mal
chez lui a une plus longue durée. Enfin, les
symptômes sont intenses et opiniâtres chez les
personnes âgées, tandis que chez les enfants ils
sont peu sensibles et cessent promptement.

D'autres circonstances ont encore une influence
incontestable sur les phénomènes de la maladie :
telles sont l'époque de la journée et les occupations du malade. Toutes choses égales, le matin
on est plus agité que le soir. Une dame créole,
qui avait beaucoup souffert en se retirant en
Europe, me disait qu'elle vomissait tous les ma-
tins, qu'elle devenait calme plus tard, et même
qu'elle ne souffrait pas du tout dans l'après-midi.
Le rapport de cette dame est pour moi un fait,
puisque j'ai pu le vérifier dans les jours que j'ai
été indisposé. Le genre d'occupations, la lecture,
par exemple, donne motif au redoublement des
symptômes, lors même qu'on commence à goûter

un peu de calme. La susceptibilité cesse chez ceux qui font de la marine leur profession exclusive, mais elle reparaît aussitôt lorsqu'un long repos les a retenus à terre.

Tels sont à peu près les phénomènes qui constituent le mal de mer, et les circonstances qui semblent le favoriser ou le modifier. Mais pourquoi l'estomac se met-il en convulsion? Pourquoi les excrétions des urines et des matières fécales se font-elles avec difficulté? Pourquoi, enfin, tant de désordres dans l'économie animale? On ne saurait parvenir à ce point, sans connaître d'avance les agents à l'influence desquels l'organisme est exposé, et dont l'action l'oblige d'intervertir ses fonctions naturelles. C'est ce que nous allons examiner dans le chapitre suivant.

CHAPITRE II.

Rechercher les agents qui donnent la première impulsion à nos organes, et les obligent à s'écarter de l'état normal.

Dans l'étude qui a été faite sur le mal de mer, deux opinions principales ont été émises concernant ses causes : l'une fait dépendre ces aberrations de la nature, des mauvaises odeurs provenant des matériaux dont le bâtiment est construit ou chargé, et de la décomposition des eaux de la cale, qui mettraient en jeu la sensibilité et la susceptibilité nerveuse ; l'autre attribue ces désordres au mouvement du bâtiment,

et aux secousses qu'il communique à tout le système.

Je ne suis pas éloigné de croire que les mauvaises odeurs qui émanent du bâtiment puissent
quelquefois concourir à faire développer les nausées et le vomissement lui-même ; mais on n'est
pas toujours exposé à une telle influence. Lorsque, par exemple, on est sur le pont exposé à
une forte brise, au lieu de sentir et de respirer
des émanations corrompues, on respire l'air le plus
pur et le plus propre à la respiration ; et cependant le mal ne laisse pas que de se déclarer. Je
conviens aussi qu'une trop grande susceptibilité
nerveuse peut encore faciliter le développement
de quelques symptômes, comme il arrive à l'égard
de la rose, dont l'odeur si agréable, en général,
devient cause de fortes convulsions chez certaines dames ; ou que sous une trop grande influence de l'imagination, quelques personnes, se
croyant infailliblement malades, puissent le
devenir, comme dans l'obscurité la prunelle se
resserre toutes les fois qu'on s'imagine être
exposé à une grande clarté. Mais je ne peux me

persuader que cette espèce de conformation puisse
produire l'ensemble des phénomènes qui établis-
sent la maladie ; aussi n'attaquerait-elle qu'un
petit nombre d'individus constitués de la sorte.
D'ailleurs, si nous réfléchissons que sur un bâtiment parfaitement en calme nous ne sommes
nullement incommodés, nous aurons la conviction que d'autres causes déterminent le mal de
mer, et que les mauvaises odeurs, ainsi qu'une
plus grande susceptibilité nerveuse, exerceront à
peine une légère influence sur quelques symptômes chez un petit nombre de personnes.

Mais que penser de l'autre opinion plus générale, savoir : que le mouvement du bâtiment et
les secousses qu'il communique à tout le système
soient la cause principale ou déterminante de la
maladie ? Certes, si l'on se rappelle son début,
sa marche et les circonstances qui modifient les
phénomènes qui en constituent la forme, nous
serons portés à l'embrasser ; mais si, d'un autre
côté, on réfléchit que l'équitation et la danse
impriment à tout le système autant de mouvements et de secousses qu'une mer fortement agi-

tée, on aura encore lieu d'en douter. Cependant, avant que de nous fier à une analogie qui peut nous induire en erreur, analysons ces divers mouvements.

Si l'on fixe un cavalier sur son cheval marchant devant nous en ligne droite, soit au trot, soit au galop, on voit qu'il ne fait que des mouvements d'élévation et d'abaissement, sans pencher latéralement, quand bien même le chemin soit inégal. Quoiqu'à la merci d'un mouvement qui ne lui est pas propre, il lui est facile de le reconnaître, de le mesurer et de le prévenir sans en être surpris : ses pieds bien placés sur les étriers, et ses fesses sur la selle, offrent à son corps trois points en triangle qui lui donnent de la solidité, et pour peu qu'il y soit habitué, il peut facilement se tenir à cheval, sans avoir besoin de mettre son corps dans une attitude forcée et prolongée, et à l'aide des seuls muscles extenseurs des jambes, fléchisseurs et extenseurs des cuisses.

Nous avons besoin dans la danse de beaucoup plus de force et du concours des parties. Tout en sautant, il nous faut tenir le centre de gravité dans les limites de la base, et pour cela presque tous les muscles du corps sont mis en action. Mais tous les mouvements se font sur un point solide, ils sont propres et soumis à la volonté, par conséquent ils peuvent être connus, mesurés et prévus. Les muscles ne sont mis en action qu'au fur et à mesure qu'ils deviennent nécessaires à l'exécution de tel ou tel mouvement, pour être remis en repos aussitôt que ces mouvements ont cessé; aucun n'est contracté simultanément s'il n'a un véritable but à remplir. Or, les mouvements ne se font ici que proportionnellement à la faculté, à la force et à la volonté de l'individu, sans mettre obstacle à la marche des autres mouvements vitaux, et par conséquent tout se fait dans l'ordre naturel et dans celui d'une gymnastique journalière.

Cependant, dans l'un et l'autre cas, c'est-à-dire dans l'équitation et la danse, les mouvements sont rapides, et les secousses communiquées à tout le système sont également fortes. Voyons maintenant quel résultat nous donne l'analyse des mouvements du bâtiment en mer, afin de pouvoir en découvrir la différence et la nature.

D'abord il faut considérer qu'on est placé sur un élément, dont les molécules, n'ayant pas d'attraction bien sensible entre elles, n'offrent aucune solidité. Une légère brise le met en mouvement dans une direction, tandis que des courants, ou un vent plus fort qui règne au loin, lui en impriment une autre en sens contraire, en élevant ses ondes plus ou moins. Cette même dissolution ne permet pas que les élévations et les enfoncements soient réguliers, et de là il en résulte une superficie inégale, remplie de points saillants, inégaux en élévation et en étendue, et se cédant la place l'un à l'autre avec rapidité et dans toutes les directions. Maintenant, le bâtiment, qui n'a d'autre appui que cette superficie aussi inégale et aussi changeante, doit suivre nécessairement les mêmes mouvements, et pencher tantôt d'un côté, tantôt d'un autre, sans aucune régularité ni uniformité, et sans pouvoir déterminer quel sera le mouvement qui succédera à celui qu'il tient déjà. La direction de ces mou-

vements est aussi multipliée que peuvent l'être
les parties d'un cercle, et quoiqu'on puisse les
réduire à deux, physiquement parlant, et d'après
M. Londe, je crois qu'on doit les considérer
bien distincts ; car chacun d'eux peut donner
un résultat à part bien différent.

Tous ces mouvements, ainsi que leur irrégularité, varient suivant certaines circonstances.
La mer étant agitée et le vent calme, ils sont à
leur comble ; les voiles et la mâture ne recevant
aucun appui du vent qui n'existe pas, les prolon-
gent et les augmentent par leur propre poids. Il
n'en est pas ainsi lorsque le bâtiment marche vent
arrière avec une plus ou moins forte brise ; dans
ce cas, les voiles et les mâtures sont soutenues
par le vent qui ne les laisse pas voguer tout-à-fait
au gré de la mer : aussi la marche du bâtiment y
contribue-t-elle encore ; cependant, comme les
voiles placées transversalement ne présentent
presque pas de surface des deux côtés, les mouvements latéraux restent à peu près libres. Enfin,
une diminution très-sensible s'opère lorsque le
bâtiment marche au grand-largue ou au plus-

près ; alors, le vent qui vient de côté force sur
les voiles disposées à le recevoir, et place le
bâtiment entre deux agents: l'un qui agit sur les
voiles et tend à les renverser, et l'autre (le poids
du bâtiment et la cargaison) qui agit dans le
centre et tend à le redresser. Ainsi, si une lame
lui donne l'impulsion pour pencher du côté de
sous-le-vent, s'y oppose la force centrale, et si
de l'autre s'y oppose le vent: de manière que
les mouvements latéraux étant gênés à ce point,
ils sont beaucoup moindres. On n'a qu'à fixer un
bâtiment placé de la sorte, pour voir combien
ces mouvements sont réduits. Quant à ceux qui
se font d'avant en arrière, la longueur du bâtiment recevant l'appui d'un plus grand nombre
de points saillants qui le soutiennent, ces mouvements sont moins sensibles, surtout dans cette
circonstance, où il passe obliquement sur les
lames principales qui lui donnent une masse
d'eau plus étendue et plus réunie, suivie d'une
autre qui la remplace avant qu'elle ait dépassé le
centre de gravité.

Il en est bien autrement si les lames viennent

directement par devant ; il en résulte alors le mouvement de tangage le plus étendu et le plus irré-
gulier de tous. D'abord, la lame venant en sens
inverse de la marche du bâtiment, après en avoir
dépassé le centre, fait relever la poupe avec
vitesse, tandis que la proue se précipite dans l'espace profond qui sépare la lame qui suit de près,
contre laquelle elle heurte avec fracas pour se
relever aussitôt et produire avec la même vitesse
l'abaissement de la poupe. Par le choc du bâtiment qui tombe contre la lame, tout ce qu'il contient est ébranlé ; les mâts plient et les personnes
chancellent. A chaque instant, par des lames
secondaires ou par l'irrégularité de la lame principale, le bâtiment est poussé brusquement de
côté, et l'ascension ou la descente se font obliquement. Suivant l'élévation de la lame et la
longueur du bâtiment, l'espace que ses deux
extrémités parcourent est plus ou moins étendu,
et forme un arc qui, pour peu considérable
qu'il soit, est parcouru avec vitesse. Le roulis
existe toujours, qui, s'associant aux autres mouvements, en forme un ensemble très-variable.

Tous ces mouvements se communiquent nécessairement à tous ceux qui sont à bord, qui,
privés de toute ressource pour les empêcher ou
les diminuer, sont obligés d'en essuyer toute
l'étendue, la variété et l'irrégularité, sans cependant en éprouver ni la même rapidité, ni autant
de secousses comme dans l'équitation et la danse.
Or donc il n'existe aucune analogie entre ces
deux classes de mouvements : dans l'une, ils sont
toujours uniformes et réguliers ; dans l'autre,
irréguliers, se succédant sans ordre et sans uniformité : dans l'une, ils sont conformes aux
mouvements que l'exercice journalier a rendus
familiers; dans l'autre, tout-à-fait nouveaux,
inconnus et incapables d'être ni mesurés ni
prévus : dans l'une, enfin, le corps se tient
aisément en équilibre et dans son aplomb, ou il
change de place sans effort et sans crainte ; dans
l'autre, toute position lui est plus ou moins difficile, plus ou moins pénible, et il ne saurait changer de place sans prendre des précautions pour
ne pas être renversé.

Maintenant si l'on se rappelle que sur un bâti-

ment en calme, soit avant d'en sortir, soit après
qu'on y est entré, aucun symptôme ne paraît ou
cesse presqu'à l'instant; que la violence de ces
symptômes est en raison directe de la violence
des mouvements et des circonstances reconnues
favorables; que ni les miasmes qu'on respire, ni
les odeurs nauséabondes ne sont jamais, seuls,
cause d'un tel désordre qui se déclare sans leur
concours, on aura la certitude physique que les
mouvements du bâtiment sont la cause première
et déterminante du mal de mer; mouvements,
je le répète, non pas rapides et rudes, capables
de produire des frottements et des collisions
sur les viscères, mais irréguliers, variés et
insolites.

Nous aurons encore une preuve de ce que je
viens d'établir, si, en reproduisant, n'importe
où et comment, des mouvements du même genre,
il en résulte des phénomènes analogues. Tout le
monde sait que la voiture incommode beaucoup
de personnes, et qu'elles éprouvent le même malaise que sur les bâtiments en mer; mais les mouvements sont-ils les mêmes? Cette machine loco-

motrice, traînée par des chevaux, roule sur un plan solide mais inégal : en passant rapidement dessus, à la moindre petite pierre, au moindre petit enfoncement qui se présente devant une des roues, elle s'élève ou s'abaisse d'un côté ou de l'autre, par devant ou par derrière ; mais comme ces obstacles sont de différente grosseur ou profondeur, et placés à des distances indéterminées, ils doivent nécessairement produire des mouvements inégaux, irréguliers et incapables d'être ni mesurés ni prévus ; en un mot, les mêmes, quoique beaucoup moins étendus, que ceux qui ont lieu sur les bâtiments en mer.

Il m'a été nécessaire d'entrer dans tous ces détails, non-seulement pour découvrir la cause de ce phénomène, mais aussi pour en connaître la nature ; je mériterais d'être accusé de prolixité, si je voulais insister davantage, la chose étant on ne peut plus démontrée. Par conséquent, me voilà arrivé à la question dont la solution n'a été tentée jusqu'ici que par de simples hypothèses. Toujours garanti par le bouclier de l'observation , je l'aborderai avec confiance , persuadé , sans les réfuter, de faire taire les hypothèses et de les remplacer par des faits bien constatés.

CHAPITRE III.

Déterminer le mode d'action des mouvements sur l'économie, et par quel enchaînement de mutations se développent les symptômes de la maladie.

Sans entrer dans des considérations prélimi-naires, fixons nos regards sur celui qui pour la première fois se livre à la mer, et observons attentivement tout ce qui se passe chez lui. Saisi d'abord par le premier mouvement, il se voit menacé d'être renversé, et il cherche à y opposer une attitude capable de conserver son aplomb. Penche-t-il par derrière, il y porte une de ses

c

jambes et ramène son corps en avant ; mais,
comme il n'a pas pu mesurer l'étendue du mouvement, cette précaution prise n'est pas suffisante
et il a encore besoin de s'appuyer des mains. Il
n'a pas plutôt pourvu à ce premier mouvement,
qu'un autre de la même nature le surprend du côté
où il s'y attendait le moins ; un nouvel effort pour
prendre une autre attitude n'est pas plus profitable ni plus durable, par l'alternative des mouvements sans ordre et sans uniformité qui s'ensui-
vent. Il lui arrive même que, comparant l'étendue
du mouvement qu'il sent commencer déjà à celui
qui vient de se terminer, il incline son tronc du
côté opposé au-delà du nécessaire ; car ce mouvement n'a pas de suites, il reste un moment sta-
tionnaire ou se change en un autre ; et cette précaution alors est elle-même cause de la perte de
son équilibre. Cette situation étrange et où il ne
se reconnaît pas, lui imprime une défiance, que,
malgré lui-même et presque involontairement,
il cherche à prévenir par une attitude permanente et propre à pouvoir toujours favoriser son
aplomb. Mais quelle est cette attitude ? D'abord il

fléchit le thorax sur le bassin, et l'assujétit par la contraction des muscles droits antérieurement, et par celle des obliques internes et externes, transverses et carrés des lombes, latéralement et postérieurement. Cette flexion donne aussi plus de prise et d'effet aux muscles sacro-lombaires et long dorsal sur la région postérieure du tronc. Cette attitude n'a d'autre but que de diminuer les articulations des vertèbres, et de faire du tronc une masse plus solide, capable d'obéir à l'action des muscles qui le font articuler avec les cuisses. Elle n'aurait pas cependant tout son effet, si, n'ayant aucun autre appui, la région inférieure du tronc était livrée seulement à l'action des muscles et à la réaction de leurs antagonistes, n'ayant d'autre soutien solide que les vertèbres lombaires. Mais les viscères du bas-ventre sont là : c'est cette masse qui supporte à la fois et le poids du thorax et les efforts des muscles qui l'entourent de tout côté, et qui servent de pièce de réunion entre la poitrine et le bassin. De son côté, le diaphragme prend une situation fixe pour les contenir supérieurement.

D'après ce premier aperçu de la situation du malade, il est facile de concevoir que plus les mouvements seront étendus et multipliés, plus l'état de contraction sera fort. Dans le tangage, par exemple pendant l'ascension, il semble qu'on est jeté dans les airs, comme on lance un projectile, ignorant le sort qui nous attend; dans la descente, il semble que l'abîme est entr'ouvert, que rien ne soutient plus le bâtiment et qu'on va être englouti : aussi, peu préoccupé que je crois l'être, je n'ai pas pu éviter d'éprouver une pareille sensation. Si l'on ajoute maintenant la manière avec laquelle cette élévation et cet abaissement se font, savoir : l'arc de cercle qu'on décrit, et qui nous pousse violemment du côté de la poupe ou de la proue, et souvent par son obliquité dans tous les sens; si l'on ajoute encore le choc du bâtiment auquel tout ce qu'il contient y participe, on pourra juger de combien l'aplomb est contrarié ici plus qu'en toute autre circonstance, et les muscles obligés de se tenir en contraction.

Indépendamment de cela, on pourra encore

déterminer les cas dans lesquels ces contractions sont nulles, légères ou excessives, sous
l'influence des mêmes mouvements; d'où il en
résultera qu'ils ne sont pas toujours en rapport
entre eux. Regardons d'abord le voyageur couché
horizontalement: s'il est commodément couché,
et qu'il sente que son corps, en remuant, touche
sur une cabane qui ne le gêne, ni ne le laissé
trop rouler, il prendra confiance et ne se donnera
pas la peine d'y résister; mais s'il est mal couché,
si à chaque mouvement il heurte contre quelque
corps dur, il cherchera à ne pas obéir. Mais
qu'est ce qu'il fera alors? Ne pouvant tirer parti
d'autre chose dans la position où il se trouve, il
le retirera de la dimension de son corps, et il le
raidira pour en faire une seule masse, afin que
de la résistance que font les extrémités et toutes
les parties prises séparément, le tout puisse en
profiter; par conséquent, la région abdominale
qui a moins de squelette et une masse considérable de viscères, aura ses muscles en état de
contraction plus ou moins forte suivant le besoin.

Voyons-le maintenant assis; plaçons-le de

manière à pouvoir appuyer son dos; mettons
encore quelque chose à ses côtés qui puisse lui
donner plus de solidité: dans cette situation il
pourra ne pas avoir grand besoin de mettre ses
muscles en contraction, ou du moins dsns une
forte contraction; mais ces sortes de commodités
se trouvent rarement à bord, surtout des petits
bâtiments. Que si nous l'examinons ayant son
tronc isolé, nous le verrons dans la nécessité de
se servir de la contraction, et courber son thorax
sur le bassin. Il n'en sera pas différemment s'il
s'incline sur un côté en s'appuyant sur son coude:
cette position est encore plus difficile à maintenir. Je ne crois pas qu'il y ait une grande
différence étant debout; peut-être même, dans
quelques sujets, c'est une attitude plus facile par
la flexibilité des extrémités inférieures.

Mais éloignons-le du centre du bâtiment; pre-
nons, si l'on veut, au lieu d'un simple passager,
un matelot amariné depuis long-temps, et vieux
dans son métier, perché sur les vergues les plus
élevées pour exécuter des manœuvres. Le grand
élan des mâts, le peu de solidité qu'offrent les

cordes sur lesquelles il est obligé d'abandonner son corps, la vue du grand danger qui le menace, et la soustraction des mains et des bras employés à l'ouvrage, le forceront à mettre en action tous ses muscles, sans excepter ceux du bas-ventre, pour se tenir courbé et collé aux vergues afin d'éviter une chute fatale. La différence sera infiniment grande, si le voyageur se trouve placé au centre du bâtiment, parce que là les mêmes dangers n'existent plus, et parce que là aussi existe le minimum des mouvements. Enfin, on peut être assuré que, dans toutes les positions que je viens d'examiner, et auxquelles peuvent être rapportées toutes celles qui sont possibles, une contraction plus ou moins forte des muscles abdominaux existera toujours, en raison de la mauvaise position qu'on est forcé de prendre, contraire au maintien de l'aplomb : ainsi, elle aura plus facilement lieu sur les petits bâtiments et sur ceux qui sont encombrés, lesquels ne présentent guère de places commodes pour s'asseoir et se coucher.

Outre les différentes positions, il y a aussi

d'autres circonstances dignes d'être appréciées,
dans lesquelles les mouvements trouvent plus ou
moins de facilité à produire les contractions. Il
en est une, la fixation de la vue sur un objet déterminé et qui attire en même temps l'attention.
Par exemple, dans la lecture on fixe attentivement les lettres qu'on va déchiffrer, on porte
toute son attention à leur signification, et l'on
néglige de suivre les inclinaisons du bâtiment,
ce qu'on peut réparer facilement en y portant son
attention : je vais m'expliquer plus clairement.
Je suppose d'être assis aussi commodément qu'il
est possible; la mer n'est pas calme, mais elle
n'est pas non plus extrêmement agitée, et je
peux, en faisant un peu d'attention aux mouvements du bâtiment, conserver mon équilibre au
moyen d'une contraction alternative, non simultanée et prolongée des muscles qui régissent le
tronc. Mais si je fixe ma vue sur un seul point,
et si en même temps j'y porte mon attention,
je ne pourrai plus régler les mouvements de mon
corps d'après ceux du bâtiment ; car je ne vois
point ceux-ci, ni ne peux faire le choix des

autres, et me verrai dans une position difficile à
conserver : je serai donc obligé d'avoir recours
à une contraction plus forte et simultanée. Il en
sera de même, si l'on fixe tout autre objet sur la
mer, qui excite la curiosité : tels que des poissons et le sillage. Cependant, dans ce cas, l'attitude qu'on prend pour ne pas perdre de vue ces
différents objets ; la frayeur dont on est saisi à la
vue du sillage, qui, regardé de près, semble
vouloir se convertir en un gouffre pour nous
engloutir, sont également causes excitantes des
contractions. Et à propos de cette dernière circonstance, il ne sera pas inutile d'ajouter que
la crainte, non-seulement dans les circonstances
graves et d'un aspect effrayant, mais encore en
tout temps, tiendra toujours le corps plus dis-
posé à ressentir l'impression des mouvements :
peut-être même qu'en cela consiste une idiosyn-
crasie, dont nous ne pouvons pas nous rendre
raison, et qui paraît à découvert chez les femmes
en général, et chez les personnes d'un âge avancé.
Dans les unes, le motif est leur faiblesse, leur
sensibilité, et cette facilité de recevoir les im-

pressions qui les mène à l'exagération, surtout
des dangers : dans les autres, elle est occasionnée
par un sentiment d'incapacité, que leur dictent
la pesanteur et la raideur du corps, à pouvoir
faire face aux mouvements d'un genre inconnu,
et par l'appréhension des chutes plus à craindre
à cet âge : en opposition des jeunes gens qui,
par caractère et par insouciance, voient et sup-
portent avec plus d'indifférence ces sortes de
dangers.

Il résulte de tout ce que je viens de dire :
1° que l'effet du mouvement dont il s'agit sur
l'économie animale, est la contraction musculaire ; 2° qu'elle est constante et simultanée ;
5° qu'elle s'exerce principalement par les muscles abdominaux, flanquée par un état de fixité
du diaphragme. Si nous jetons maintenant un
coup-d'œil anatomique sur les parois du bas-
ventre ; si nous en considérons l'étendue, consti-
tuée presqu'en entier de parties molles et principalement de muscles qui l'entourent partout ;
si nous regardons les attaches de ces derniers,
la direction de leurs fibres, leur mode d'action,

soit conjointement, soit séparément; nous aurons la conviction que la capacité abdominale
sera plus ou moins réduite, suivant la plus ou
moins forte contraction de ses muscles, et par
conséquent ses viscères plus ou moins comprimés.

En voilà déjà assez pour s'apercevoir que des
organes ne se trouvent plus dans leur état naturel, ni dans le libre exercice de leurs fonctions.
En effet, la moindre compression faite sur le bas-
ventre, pourvu qu'elle soit durable et exercée
dans tous les sens, suspendra au moins cette
action alternative du diaphragme, qui se communique à toute la cavité, et qui favorise le
cours du sang et des autres liqueurs qui circu-
lent dans ses vaisseaux, la progression du chyle
et celle des matières contenues dans le canal
intestinal; par conséquent, elle mettra un obstacle à la digestion. Si elle devient plus forte,
elle suspendra les mouvements péristaltiques de
l'estomac et des intestins, par lesquels les aliments sont élaborés et transmis d'une partie à
l'autre de ce canal; par conséquent, il y aura
suspension de la digestion et séjour des matières

non digérées. Si, enfin, la compression est exces-
sive, elle agira d'une manière plus active sur
l'estomac et les intestins, et en diminuera considérablement la capacité. Or, donc nous aurons
pour résultat de la contraction deux agents d'une
nature différente, qui tous concourent à produire
le vomissement. L'un, c'est la présence dans
l'estomac de matières qui, ne pouvant être
élaborées et transmises aux autres parties, deviennent un corps étranger, que la vitalité du
viscère ne peut pas supporter trop long-temps,
et qui l'obligera de s'en débarrasser le plutôt
possible et par la voie la plus facile. En différentes occasions, obsédé par un simple malaise
et par de légères nausées, j'ai enfin vomi des
substances que j'avais avalées depuis trois ou
quatre heures, sans qu'elles aient subi un changement sensible de leur nature primitive. L'autre, c'est la compression sur l'estomac et sur
les intestins, qui d'une manière mécanique et
immédiate repousse et fait sortir les matières
qu'ils contiennent, comme jaillit l'eau d'une
vessie comprimée par la main. Ces deux agents

coopèrent ensemble au développement de ce désordre ; mais la seule compression peut suffire,
car nous voyons souvent des matelots, amarinés
depuis long-temps, vomir lorsqu'ils sont obligés
de travailler sur le haut des mâts. La promptitude avec laquelle le vomissement a lieu, ne
laisse pas le temps matériel pour que l'estomac
puisse se ressentir de la présence de matières
non digérées.

Il paraîtrait cependant qu'après les premiers
vomissements, lorsque l'estomac est vide, il n'aurait plus occasion d'intervertir son mouvement ;
tandis qu'il arrive le contraire, et nous voyons
souffrir davantage ceux qui ont ce viscère vide.
L'importance de cette réflexion s'évanouira, si
l'on réfléchit en même temps que la compression
s'exerce sur tous les viscères de l'abdomen ; par
conséquent sur le foie, le duodénum, etc. La
vésicule du fiel, destinée à recevoir la bile pendant qu'il ne se fait pas de digestion, sera obligée
de la laisser couler dans le duodénum, et tous
les vaisseaux biliaires du foie seront aussi fortement exprimés. Cette liqueur se trouvant privée

des substances alimentaires auxquelles elle est destinée, et ne pouvant pas être transmise aux autres intestins, par les raisons déjà indiquées, deviendra pour le duodénum un corps étranger, qui sera refoulé dans l'estomac, où, se réunissant aux sucs gastriques, il exercera aussi une impression comme corps étranger; mais comme cette quantité de liquide est trop peu considérable, eu égard à la capacité de l'estomac, celui-ci n'aura pas de prise sur elle, et fera des efforts inutiles et réitérés pour s'en débarrasser.

Outre le vomissement, la présence de ces matières produit et maintient une irritation qui, par les sympathies de ce viscère et par la nature du système nerveux qui l'anime, doit la faire participer à tout le système en général, et occasionner une série de symptômes qui accompagnent presque toujours l'affection de cet organe, favorisés encore par les tiraillements que produisent les mouvements convulsifs; tels que l'anorexie, la tristesse, l'abattement des forces, la pâleur du visage, les vertiges, le hoquet, quelquefois la céphalalgie, etc.

Quoiqu'on puisse considérer l'assoupissement
comme un effet irritatif provenant de l'estomac,
je crois cependant que la compression agit ici
d'une manière plus immédiate sur l'encéphale.
La nature sage et prévoyante a su garantir des
agents extérieurs cet organe si intéressant et
si délicat , en le renfermant dans une boîte
osseuse dont la dureté surpasse celle du reste du
squelette ; cependant, à cause de sa délicatesse,
il n'est pas à l'abri des compressions qui s'opè-
rent en dedans par l'effet de causes morbifiques.
La plus commune , c'est l'affluence du sang et
son séjour, qui remplit et fait gonfler les veines
répandues en abondance sur ses enveloppes et
dans sa substance. La quantité de sang existant
dans la machine humaine est proportionnée à
la grandeur et à la grosseur de tous les membres
et de tous les organes qui la composent. Mis en
mouvement par les organes de la circulation , il
en pénètre les moindres parcelles en quantité
proportionnée à leur besoin. Or , si cette circulation trouvait des obstacles dans quelque partie
ou dans quelque système , qui empêchent que le

sang y passe librement, celui-ci doit être jeté en plus grande abondance sur les autres parties qui offrent moins d'obstacle à son passage ; de manière que si une forte compression se faisait sur les extrémités inférieures, il y aurait transport de sang plus considérable aux extrémités supérieures et à la tête. Or, dans notre cas, comme je viens de démontrer qu'une compression se fait sur tous les organes contenus dans le bas-ventre, la circulation dans ce système doit être nécessairement gênée, et la même quantité de sang n'existera plus dans ces vaisseaux ; par conséquent le surplus doit être reporté à tout le reste du système ; mais, comme la masse du cerveau ne saurait supporter le moindre changement dans la grosseur de ses veines, il doit s'ensuivre des symptômes de compression, tels que la tendance au sommeil et l'assoupissement. On peut ajouter encore que la position horizontale favorise ce phénomène.

Toujours attachés aux résultats de la contraction musculaire, nous trouverons encore en eux l'explication de la rétention des urines et des matières fécales. Indépendamment de leur état naturel de contraction à un degré modéré, mais suffisant pour empêcher la sortie des matières, on connaît avec quelle facilité les sphincters se contractent, conjointement aux releveurs et aux autres muscles du périnée. La moindre surprise, la moindre crainte, même celle qu'imprime la pudeur, arrêtent tout d'un coup les selles et les urines ; une mauvaise position aussi s'oppose au relâchement de ces muscles, et toutes ces causes agissent d'une manière si indépendante de la volonté, que tous les efforts deviennent inutiles pour déterminer ces excrétions. Or, il n'y a pas une de ces circonstances qui n'existe à bord : telles que la crainte d'être renversé, la surprise excitée par des mouvements inconnus, la grande difficulté à pouvoir obtenir ou conserver une position convenable ; enfin, la pudeur blessée par la présence de beaucoup de personnes, à la vue desquelles il est souvent difficile de se soustraire.

Tous les phénomènes qui constituent le mal de mer, se trouvent résolus par la contraction musculaire abdominale, et conséquemment par

la compression des viscères abdominaux ; nous
sommes forcés de croire qu'elle en est la cause
efficiente. Nous en serons d'autant plus con-
vaincus, si, en faisant le résumé de ce que j'ai déjà
dit, il résulte que les mêmes circonstances qui
provoquent l'une, sont précisément celles dans
lesquelles se développe l'autre, et *vice versâ* : en
effet, la contraction est généralement plus forte
lorsque les mouvements sont étendus et multipliés, tels que dans une mer houleuse, surtout
si elle produit le mouvement de tangage, loin
du centre du navire, sur un petit bâtiment ; et la
maladie l'est également. Mais comme ces mouvements, quoique étendus, quoique multipliés,
ne produisent pas toujours la même contraction
par rapport à certaines circonstances ; par rapport à ces mêmes circonstances, la maladie n'a
pas la même force. La contraction est presque
nulle étant couché commodément, peu de chose
étant assis de même, et plus considérable si l'on
est gêné ; également la maladie cesse presque dans
la position horizontale, elle est peu intense étant
commodément assis, et elle reprend sa force

lorsqu'on est mal à son aise dans ces deux positions. Ainsi que la maladie, la contraction a plus
facilement lieu à bord d'un bâtiment encombré,
et qui n'offre guère de places commodes pour
s'asseoir et se coucher ; ainsi que la maladie, la
contraction augmente lorsqu'on fixe attentivement un objet quelconque, tel que les lettres sur
un livre, le sillage, etc. ; ainsi que la maladie, la
contraction a plus facilement lieu chez les personnes craintives par tempérament ou par besoin,
telles que les femmes en général et les personnes
âgées. (*Voy. pag.* 20—25 *et pag.* 37—46.)

Il y a plus : chez les malades, le thorax se
trouve fléchi sur le bassin, le ventre retiré et
sans mouvement, avec une respiration purement
pectorale ; et à mesure que se rétablit de nouveau ce mouvement alternatif du bas-ventre que
lui impriment le diaphragme et la respiration, la
maladie cesse. (*Voy. les observations qui suivent.*)
Il est impossible de ne pas se rendre à une
telle évidence et de ne pas conclure : que le mal
de mer n'est que l'effet de la compression abdominale et de la contraction musculaire, provo-

quées par des mouvements irréguliers et insolites, qui menacent continuellement l'aplomb (1).

---

(1) Cette menace continuelle de l'aplomb, et l'action des muscles qui s'y oppose, ont également réveillé l'attention de M. Roberts, de la société de médecine de Londres. Voici ce qu'en dit le journal intitulé *the Lancet*, dans son rapport des sessions de cette respectable société, du mois d'octobre 1838 (p. 209). « M. Roberts *thought no satisfactory explanation had yet been given of the cause of the sickness. An idea on the subject had occurred to his mind. It was known that certain sets of muscles act simultaneously; that for instance, the abdominal muscles, the diaphragm, and the muscles of the pharynx were all concerned in the action of vomiting. To irritate any of those various muscles woud be sufficient to throw them all into action, thus tickling the fauces produced vomiting. It appeared to him that when persons were at sea, there was a possibility that in attempting to maintain their equilibrium during the rising and falling of the ship, the abdominal muscles were thrown forward and retractud, and that the mouth and pharynx were open, and that sickness after a time was produced by these causes.* « Ma première idée, quant aux causes primitives a été depuis long-temps la même que celle de M. Roberts ; mais je m'en écartais dans sa manière d'agir, elle était fondée sur l'analogie des animaux, qui vomissent à volonté, en contractant les muscles du bas-ventre, et rétrécissant la cavité abdominale. Je

Afin de donner, autant qu'il m'est possible, l'histoire complète de cette maladie, je vais en ce moment fixer l'attention sur la manière dont la nature s'y prend pour la guérir. Si ses moyens curatifs sont conformes aux principes déjà établis, nous aurons le complément des preuves sans réplique. La nature, toujours prévoyante et attentive à la conservation de notre existence, à peine se voit-elle menacée, qu'elle cherche à y opposer les moyens qui sont à sa portée : c'est ainsi qu'elle en agit chez les voyageurs en mer,

---

m'imaginais que, voulant conserver l'aplomb par la contraction des muscles du bas-ventre, elle finissait par exciter l'estomac comme dans le chien, qui le fait volontairement; mais, en approfondissant cette étude, je m'aperçus que les contractions ne se font pas avec secousse et à reprises comme chez ces animaux, et me voyant sur un chemin plus vaste, que me traçaient déjà l'observation et l'expérience, je ne fis plus de cas d'une pareille analogie, qui m'a paru pendant long-temps la seule explication plausible, et possible du mal de mer. Je ne doute pas que M. Roberts, en se tenant à l'idée qu'il a manifestée, n'eût obtenu les mêmes résultats, s'il eût eu occasion de faire souvent des voyages en mer.

qui ne sont pas encore habitués; elle les voit menacés à chaque instant d'être renversés et roulés de toute part, et à chaque instant elle s'y oppose en leur faisant prendre des attitudes qui les en préservent. Mais, malheureusement les moyens dont elle se sert d'abord sont à la fois impuissants, et causent des accidents plus désagréables et plus dangereux : de même que chez celui qui sans savoir nager tombe à l'eau, tous les efforts qu'il fait, au lieu de le maintenir à la surface, le font plonger davantage et accélèrent sa perte. Ces moyens, d'une si malheureuse application, sont le résultat de l'habitude qu'on a de s'en servir à terre, et qui s'est transformée en instinct difficile à réprimer; de sorte que placée dans une position tout-à-fait nouvelle et étrange pour elle, entraînée par la force de cet instinct qu'elle ne saurait dompter tout d'un coup, force est bien qu'elle cède et se soumette à toutes les mauvaises conséquences. Cependant cet état ne saurait durer trop long-temps impunément; il faut que cet instinct, devenu impropre au libre exercice de plusieurs fonctions de l'économie

animale se taise, et qu'un autre ordre de mouvements plus subordonnés et plus homogènes le
remplace; en un mot, il faut que la nature soumette des organes à un nouvel apprentissage
adapté à la circonstance.

Les muscles étant dans une contraction permanente, leur force d'action doit nécessairement
diminuer, et elle le doit d'autant plus par l'abattement général auquel ils doivent participer.
La première fougue de leur contractilité étant
ainsi apaisée, ils deviennent plus dociles pour
permettre la dilatation de la cavité abdominale,
au moins par intervalles. En attendant, la nature, tout en paraissant inerte, emploie les premiers temps à calculer, à mesurer les mouvements qui l'accablent, et à se familiariser avec
eux. Peu à peu elle acquiert plus d'empire sur la
contractilité musculaire, pour substituer à une
contraction simultanée et permanente une autre
alternative destinée à n'être employée qu'au fur
et à mesure que son intervention devient nécessaire; en même temps elle appelle à son secours
d'autres muscles, tels que les psoas, iliaques

internes, grands dorsaux, fléchisseurs et extenseurs des cuisses, etc., pour les faire servir à
l'articulation du tronc, et permettre du repos
aux muscles qui rétrécissent la cavité abdominale. Ainsi, il s'établit un autre ordre de contractions plus homogène et plus convenable à la
circonstance; les parois du bas-ventre deviennent souples, et obéissent aux mouvements respiratoires que leur imprime le diaphragme; le
calme revient et les symptômes disparaissent.
Cette guérison n'est pas cependant toujours durable, surtout dans les commencements. Si les
circonstances dans lesquelles la contraction est
le plus provoquée se présentent, les symptômes
reparaissent. Nous le voyons lorsque le roulis
devient très-fort, ou qu'il y a tangage; lorsqu'on
veut s'occuper à lire ou à écrire; lorsque d'un
bâtiment de premier ordre on passe dans un
autre d'un ordre inférieur; lorsqu'on se met
dans une attitude difficile à conserver, etc. Mais,
à force de souffrances et d'épreuves, ce mode de
contractions favorable devient plus facile et plus
familier, et finit par rendre nulle l'influence de

situations dangereuses, jusqu'au point de mettre
les voyageurs en état de se tenir debout, et de
marcher partout sans aucun appui et en tout
temps.

De ce qui se passe dans le voyageur convales-
cent, nous en trouvons une grande ressemblance
chez celui qui apprend la natation. N'étant pas
accoutumé à mouvoir les membres convenable-
ment, dès qu'il essaie il plonge. Il se sert alors
d'un corps spécifiquement plus léger, et s'appuyant dessus il peut se maintenir à la surface
de l'eau, avancer et virer avec assez de facilité;
mais si avant de s'y être bien accoutumé cet
appui lui manque, il sent qu'il s'enfonce davantage, et voulant éviter la submersion, il s'em-
presse de faire des mouvements dans le sens
du nageur; ceux-ci ne lui étant pas familiers,
dans son empressement il les exécute mal, et
finit par en interrompre l'ordre et l'harmonie,
et plonger tout-à-fait. Ce n'est qu'en insistant
dans cet exercice qu'il parvient à s'y familiariser et à devenir nageur.

Les voyageurs en étant à ce point, on peut les

regarder comme guéris et amarinés, mais non
pas pour toujours ; car, restant quelque temps
sans naviguer, ils oublient cette gymnastique
salutaire, et redeviennent de nouveau susceptibles. Pour être amarinés sans retour, il leur
faut une longue habitude et un exercice presque
sans interruption, ce qui donne au corps entier
une tournure toute particulière qui fait du premier coup-d'œil distinguer le marin du reste des
hommes.

La guérison n'étant due qu'à un ordre d'attitudes et de mouvements étudiés et acquis, sem-
blables à ceux qu'on apprend pour les exercices
d'agrément et pour les arts : comme ceux-ci,
ils ne seront pas également faciles à être saisis
par toute sorte de personnes. Celui qui est par-
venu à un âge mûr, par exemple, par la roideur
de ses membres se prêtera difficilement aux attitudes convenables et aux changements prompts
et variés, ainsi que cela lui arriverait si, à cet
âge, il voulait apprendre à jouer d'un instrument, ou étudier une langue étrangère, etc. ;
tandis qu'étant jeune il y aurait réussi plus

promptement et avec une incomparable facilité. La frayeur et la crainte seront encore cause du retard de la guérison, en empêchant les malades de faire des épreuves, et de se livrer à un exercice qui contribue le plus à faire connaître le genre de mouvements qui convient et à se le rendre familier. Qui que ce soit se promènera sur un madrier tendu à terre, de la largeur d'un demi-pied, sans le quitter ; mais si on le place à la hauteur de six pieds, tout le monde n'y passera pas dessus ; cependant rien n'a été changé sur ce bois, la superficie et la solidité sont les mêmes ; mais les uns s'en abstiendront par la vue d'une élévation à laquelle ils ne sont pas accoutumés, les autres par l'appréhension d'un saut qu'ils regardent comme dangereux, et on ne verra parcourir cette superficie que par ceux qui, à la fois peu susceptibles de frayeur, n'ont guère à redouter un saut pareil. On s'aperçoit que j'entends parler ici de l'âge et du sexe, et leur appliquer les motifs de crainte qui existent en mer, et dont j'ai déjà fait mention.

Mais la guérison dans le beau sexe et dans les personnes âgées n'est-elle pas , en effet , plus tardive? Or donc, de quelque manière qu'on envisage le mal de mer, l'on est obligé de dire qu'il se déclare par la contraction et par la compression abdominale ; qu'il augmente et diminue par l'augmentation et par la diminution de la contraction et de la compression abdominale ; qu'il se termine, enfin , par la cessation de la contraction et de la compression abdominale.

Tout ce que je viens de dire n'est pas le résultat de méditations faites dans un cabinet, et d'inductions tirées simplement des connaissances anatomiques et physiologiques ; mais bien le résultat des observations que j'ai été à même de faire et que je vais rapporter en ce moment, afin de mettre mon lecteur en état de juger lui-même de leur valeur et de la justesse de l'application que j'en ai faite.

CHAPITRE IV.

Observations et expériences qui mettent en évidence les faits déjà établis.

—

PREMIÈRE OBSERVATION.

Agé de 20 ans, je me suis embarqué pour la première fois sur une petite lanche à l'Ile Rousse pour me rendre à Livourne, et de là, à l'université de Pise; le départ eut lieu au commencement de novembre 1816. La journée était belle, et la température ne laissait ni craindre ni désirer les rayons du soleil. Nous côtoyâmes Lozari, Ostricone et Agriote avec une mer calme, et poussés seulement par une légère brise de terre. Assis à côté du timonier, je passai la journée sans ressentir la moindre incommodité, et mangeant avec mon appétit ordinaire. La nuit étant venue, je me couchai sur le pont, mais sur une cabane arrangée par les soins d'un patron obligeant. Dans cette position et pendant la nuit, nous traversâmes le golfe de Saint-Florent, où la mer est toujours plus ou moins houleuse; nous côtoyâmes le cap Corse, et le matin au jour nous étions à Santa - Maria. Si j'étais gai et dispos, il n'en était pas de même de mon compagnon de voyage, qui le jour précédent avait vomi à plusieurs reprises; alors je me crus invulnérable par le mal de mer. A la pointe du jour on chercha à gagner le large à l'aide de la petite brise de terre. Ce jour se présenta beau dès le matin, à ce beau temps s'asocia par la suite un calme parfait: le bâtiment ne gouvernait point; la mer était unie comme une glace, et il existait seulement une houle presque insensible venant du large. Excepté le retard de mon voyage, rien ne m'inquiétait, et pour rendre ma position en

même temps plus agréable, il se présenta à ma
vue un spectacle d'autant plus enchanteur qu'il
était nouveau pour moi. Une énorme quantité de
poissons de toutes les grosseurs voltigeaient autour de notre petit bâtiment; un nombre infini
de dauphins laissaient voir leurs dos noirs, et
disparaissaient pour reparaître de nouveau un
peu plus loin; de tout côté, le thon s'élançait
en l'air pour s'élever à une hauteur considérable
et retombait avec vélocité et fracas. Je fus ab-
sorbé par ce spectacle, et mon corps ainsi que
mes regards devinrent inquiets, pour ne pas
laisser échapper le moindre mouvement de ces
habitants muets. Mais mon extase ne dura pas
long-temps, je me sentis tout-à-coup bouleversé
et je n'eus plus la force de me tenir debout, en
éprouvant pour la première fois tous les symptômes du mal de mer. Le soir, sur le tard, nous
mouillâmes dans un petit port, où je redevins
tranquille. Le lendemain, avant le jour, nous
remîmes à la voile avec un vent assez favorable;
mais peu à peu il devint si fort et la mer si
grosse, que notre vie fut en danger, et nous

fûmes obligés de relâcher à l'île de Capræra,
Presque toute la journée se passa à lutter contre
la mer, et contre un vent des plus forts eu égard
à la petitesse de notre bâtiment. Pendant tout ce
temps, je me tins assis au vent, enveloppé dans
ma capote, mes épaules appuyées contre ma
malle; je n'ai pas éprouvé la moindre incommodité ni le moindre malaise.

DEUXIÈME OBSERVATION.

En 1818, au mois de juin, je m'embarquai à
Livourne pour me rendre en Corse, à bord d'un
petit bateau sur lest qui faisait le voyage exprès
pour dix-huit passagers qui s'y trouvaient. Nous
fîmes voile le soir à huit heures avec vent arrière.
La mer n'était pas bien agitée; cependant, comme
il arrive toujours avec un tel vent, il y avait du
roulis. Chacun prit place dans la cale; moi seul
j'étais resté sur le pont, pour jouir du plaisir
d'entendre souffler un vent favorable qui me
promettait le bonheur d'embrasser au plus vite

les objets les plus chers et le plus dignes de l'être, mais je ne pus résister aux brusqueries d'un patron grossier qui exigeait que je descendisse rejoindre les autres. Je m'y résignai, mais je trouvai les meilleures places occupées, et je fus obligé de me coucher sur des roches que mon petit matelas ne put pas égaliser; j'étais donc très-mal couché, et je ne pus prendre aucune position commode. Pendant toute cette nuit je fus on ne peut plus malade, et je fus doublement heureux de pouvoir débarquer le lendemain à Bastia.

TROISIÈME OBSERVATION.

Dans le mois d'octobre de la même année, je repartis pour Pise sur une petite lanche. Mon départ fut de l'Ile Rousse avec d'autres passagers qui se rendaient en Italie pour la même fin. Après avoir été favorisés par une petite brise venant de terre, il se déclara un vent de nord-est, qui nous fit relâcher à Centure vingt-quatre heures

après. Pendant cet intervalle de temps, obligés
de marcher au plus près, je ne fus point malade
et les autres passagers le furent très-peu. Au bout
de trois jours, on fit voile de nouveau le matin à
quatre heures avec un vent favorable; le roulis
n'était pas fort, mais il en existait. Dans la ma-
tinée même il survint une petite pluie, qui dura
presque toute la journée. Mes compagnons de
voyage se mirent à l'abri dans la cale; mais moi,
redoutant cet endroit, je pris place à côté du
timonier, résolu de ne point la quitter quand
même la pluie deviendrait plus forte. Outre ma
capote, le patron voulut me céder encore la
sienne, dont l'épaisseur m'accommodait sensible-
ment. Dans cette position, j'étais d'abord tranquille; tandis que je voyais les autres passagers
se présenter tour à tour aux écoutilles pour
vomir. Cet état de tranquillité ne dura pas long-
temps, et je fus saisi d'un malaise qui, sans augmenter cependant, me tint bouleversé pendant
toute la journée. Je ressentais à l'épigastre une
espèce de constriction que je faisais momentané-
ment disparaître en faisant trois ou quatre inspi-

rations profondes ; ce que je ne cessai pas de faire
de temps en temps avec le même succès jusqu'à
la rentrée dans le port de Livourne, qui eut lieu
le même jour à dix heures du soir.

QUATRIÈME OBSERVATION.

Au mois d'octobre 1819, je m'embarquai à
Saint-Florent pour me rendre à Marseille, et de
là à Montpellier, sur une bombarde chargée de
bois de chauffage. Je me trouvai à bord avec un
individu plus âgé qui devait aller en Amérique,
nous étions les seuls passagers. La chambre
était vide ; j'avais ma cabane soigneusement
arrangée, où je pouvais me coucher bien à mon
aise. Le départ eut lieu à huit heures du matin.
Toute la journée se passa dans une course rapide
avec un vent grand-largue. Je ne quittai point
ma place accoutumée sur le derrière, et je ne
ressentis pas la moindre incommodité. A la nuit
la mer devint plus grosse, et le roulis du bâtiment extrême. Je descendis en bas et me cou-

chai , tandis que l'autre passager était souffrant et étendu sur le plancher de la chambre. Le temps devint encore plus violent pendant la nuit et occasionna des avaries; le roulis continua même plus fort, et cependant je ne fus aucunement incommodé pendant toute la traversée qui dura vingt-huit heures.

Remarques.

Dans les quatre observations précédentes, on a lieu de remarquer d'abord, que bien loin de prendre les précautions dictées par les connaissances que j'ai acquises sur cette matière et dont je me sers depuis quelque temps avec avantage , je m'abandonnais au seul instinct. Ensuite on s'apercevra que j'étais peu susceptible, et que les autres passagers l'étaient plus que moi ; aussi j'étais le plus jeune parmi eux. Mais ce qui mérite de fixer l'attention, c'est que, lorsque j'ai été malade, je ne l'ai pas été en raison de la grosse mer ni du mouvement du bâtiment, mais

en raison de la bonne ou mauvaise position de
mon corps : en effet, je n'étais pas malade pendant la troisième journée de mon premier voyage,
ni pendant la traversée du quatrième, où la mer
était si grosse et le roulis si fort que je ne
me rappelle pas en avoir essuyé de pareil ;
tandis que je l'étais le second jour du premier
voyage où le mouvement du bâtiment était à
peine sensible, et pendant le deuxième voyage
où la mer n'était pas non plus très-agitée. Dans
les deux premiers cas, commodément assis ou
couché dans ma cabane, je pouvais délasser mes
membres et tout mon corps ; et dans les derniers,
occupé au spectacle que m'offraient les poissons,
je n'avais pas une position fixe et assurée, ou
couché sur un plan inégal, je n'avais pas assez
de points d'appui pour m'y reposer avec confiance, et chaque mouvement était une compression moleste que je devais nécessairement es-
quiver. Dans un de ces derniers cas se trouve
celui qui, levé sur le pont, étend sa vue sur
les ondes de la mer : c'est ce qui, suivant M.
Rochoux, produit le tournoiement de tête, une

des causes principales, suivant lui, des maux
de cœur et du vomissement.

Or, quel sera l'état de nos muscles dans une
pareille situation, si ce n'est un état de contraction qui empêche le tronc de vaquer au gré de
la mer? Si nous sommes couchés sur un plan in-
cliné, nous ressentons d'abord le plaisir du repos ;
mais bientôt après la première position devient
insupportable par la fatigue des muscles, qui,
sans nous en apercevoir, veillent à ce que le corps
n'obéisse à la pente de ce plan, en se tenant plus
ou moins contractés. Pourquoi n'en sera-t-il pas
de même dans notre cas? Le mouvement se faisant
dans tous les sens, sans règle et sans interruption, la contraction ne sera-t-elle pas générale
dans tous les muscles qui soutiennent le tronc?
Cette contraction insolite ne produira-t-elle pas
quelque effet insolite dans les viscères qui en sup-
portent l'action? La troisième observation nous
en donne une preuve assez convaincante. Ce sentiment de constriction à l'épigastre dénote bien
qu'il s'y faisait une compression, et ce soulagement que j'éprouvais en faisant une profonde

inspiration dénote aussi que cette compression était la cause des maux de cœur; car, quoique dans mon ignorance je n'aie pas pu le constater alors, avec ces profondes inspirations je dilatais le bas-ventre et je diminuais la compression. Mais suivons encore quelques observations, qui, ayant été faites pendant que cette maladie fixait déjà mon attention, seront accompagnées de quelques expériences qui ne démentiront pas tout ce que j'ai avancé jusqu'ici.

CINQUIÈME OBSERVATION.

En 1831, le 15 décembre, je partis de Marseille pour les Colonies. Le bâtiment sur lequel je pris passage était un trois-mâts de 400 tonneaux; il offrait un pont uni et débarrassé, une vaste chambre, des cabanes éclairées, de petits bureaux à écrire, en un mot rien ne manquait à la commodité du passager. En sortant du port, nous rencontrâmes un vent grand-largue qui nous accompagna toute la journée et toute la nuit.

Aussitôt après notre sortie on servit le déjeûner, mais je ne pus pas en profiter, étant déjà bouleversé ; cependant je me fis violence, et passai le reste de la journée en me promenant sur le pont, ou assis sur les bancs et sur des siéges pliants, sans que le mal fût notablement augmenté. J'observai alors qu'en me promenant (ce qu'il me fut facile d'apprendre promptement par un incident dont j'aurai occasion de parler au dernier chapitre), je souffrais moins. En me couchant le soir tout disparut, et je passai la nuit dans un sommeil profond et tranquille. Aussitôt levé, le matin, je sentis se renouveler le malaise et les maux de cœur, quoique la mer fût moins houleuse, au point d'avoir besoin de me coucher de nouveau ; mais la proximité de la côte de Catalogne et la vue de ses campagnes et de ses nombreux villages eurent assez d'attrait pour me faire rester sur le pont, et la plupart du temps debout. Peu à peu je devins plus calme, et dans l'après-midi du lendemain, à peu près au bout de vingt-six heures, tous les symptômes avaient disparu, au point que je dînai avec goût. Depuis lors, quoique nous ayons essuyé de forts roulis et des mouvements de tangage, je n'ai plus souffert jusqu'à la Martinique, excepté que pendant les premiers six jours je ne pouvais pas lire sans en ressentir presque immédiatement des maux de cœur, à moins que je ne fusse couché.

SIXIÈME OBSERVATION.

Après cinq jours de repos à la Martinique, je poursuivis mon voyage à la Trinidad. Je m'embarquai sur une goëlette chargée de comestibles; elle était encombrée partout, et il ne restait qu'un peu de place sur le gaillard d'arrière, et une petite chambre sans cabanes avec un plancher relevé garni d'un matelas; deux ouvertures de poupe, qu'on pouvait tenir ouvertes, la rendaient aérée et un peu accessible à la brise: l'équipage se composait de nègres et autres gens de couleur; les passagers l'étaient aussi en partie. Le petit espace qui existait à la poupe, et même la chambre, se trouvaient toujours en-

combrés d'individus dont la couleur et les émanations en font redouter le contact, surtout aux
nouveaux arrivés d'Europe. Cette circonstance,
réunie au peu d'espace qui ne permettait d'aucune manière de se tenir sur le pont, rendait
toutes mes positions difficiles et gênées. Nous
marchions au grand-largue avec une petite brise
qui se maintint uniforme pendant toute la traversée, excepté entre Ste-Lucie et St-Vincent,
où nous eûmes à peu près une demi-journée
de calme. La mer n'était pas extrêmement houleuse, ni le roulis bien fort. Malgré trente-neuf
jours de navigation qui ne furent suivis que de
cinq jours de repos à la Martinique, pendant
cette courte traversée qui fut de trois jours,
j'ai été malade, même bien malade, surtout
lorsque nous étions en calme. Aussitôt rentré
dans le golfe de Paria, où la mer cesse d'être
houleuse, le mal disparut comme par enchan-
tement, et le bâtiment était bien loin d'être
sans mouvement. Pendant cette dernière traversée qui constituait le terme de ce long voyage,
quoique souffrant, j'avais bien remarqué que ma

respiration était très-peu sensible, qu'elle se faisait par la seule dilatation du thorax, que les mouvements du bas-ventre étaient nuls, et même que ses parois étaient resserrées au-delà du naturel. Je cherchais à faire des efforts pour en obtenir le relâchement et la dilatation; mais je trouvais de la résistance et parfois de l'impossibilité, ou, pour mieux dire, l'appréhension de perdre mon aplomb était au-dessus de moi, et c'était ce qui m'en empêchait.

REMARQUES.

Les deux observations que je viens de rapporter, tout en donnant un résultat différent, mettent également en évidence que l'intensité et la durée de la maladie sont en raison directe des motifs de contraction musculaire. Dans la première, une cabane commode, des siéges mobiles ou spacieux, un pont uni et débarrassé, un bastingage élevé me permettaient, étant couché, d'étendre mon corps, de fléchir, de prendre la position supine ou latérale, d'écarter et de flé-

chir les extrémités ; étant assis , de m'y affermir
en approchant les siéges à quelque autre appui
qui pût soutenir mon tronc , ou de prendre toute
autre attitude convenable sur les bancs sans en
être gêné par leur réduction ; enfin , étant debout,
de me promener et de parcourir l'espace qui
m'était nécessaire s'il m'arrivait de chanceler ,
sans heurter contre aucun corps , ou de m'appuyer avec assurance contre le bastingage sans
avoir besoin de trop me courber ; cela faisait
supporter à mes extrémités inférieures la charge
de mon aplomb , et leur facilitait un exercice qui
devait me faire acquérir promptement le pied
marin.

· Dans la seconde observation , une cabane encombrée d'objets dont je redoutais l'approche ;
aucun siége convenable , tout au plus des bancs
où les compagnons de voyage et les manœuvres
ne me laissaient guère le temps de m'asseoir,
encore moins de prendre et de changer à mon
gré les attitudes que ma situation exigeait ; un
pont petit , inégal et encombré rendait les deux
premières positions difficiles , gênées et fatigan-

tes, et la troisième impossible ; j'étais par conséquent poussé à une contraction indomptable,
et privé d'un exercice dont je venais d'éprouver
les résultats salutaires. Il est impossible de sup-
poser que je fusse plus susceptible que lors de
mon départ de Marseille ; car alors aussi, pendant cinq ou six jours, je ne pouvais pas lire sans
éprouver des maux de cœur et le vomissement
même, si je voulais insister. Si j'étais exposé à
des circonstances qui, comme la lecture, excitent
la contraction (et telles étaient certainement
celles dans lesquelles je me trouvai depuis),
j'aurais été infailliblement plus long-temps et
plus fortement malade. Si on veut être de bonne
foi, on doit au contraire me considérer moins
susceptible : cinq jours de repos ne sauraient
détruire les habitudes contractées depuis trente-
neuf jours, sans que des obstacles puissants ne
s'opposent à leur exercice ; d'ailleurs, ce ne sont
pas seulement des motifs de contraction qui exis-
taient, mais la contraction elle-même, dont depuis lors j'ai toujours constaté l'existence lorsque
j'ai été plus ou moins malade.

SEPTIÈME OBSERVATION.

En 1835, au mois de juillet, je me suis embarqué à la Guayra, pour me rendre à Cumanà. Cinquante-huit lieues séparent ces deux points de la côte septentrionale de l'Amérique du Sud. La brise et les courants, qui règnent presque toujours de l'est à l'ouest dans ces parages, en rendent la remontée très-difficile, et c'était dans ce sens que je devais longer cette côte. La mer y est constamment houleuse, surtout de la Guayra à Cabe-Rodera, savoir pour l'espace de dix-huit lieues. Le bâtiment sur lequel je me trouvais était une petite goëlette d'environ 24 tonneaux. Sa chambre n'était qu'un petit réduit sans cabanes, et à peine trois personnes pouvaient s'abriter. Le pont n'était pas embarrassé par la cargaison, mais il l'était par la manœuvre et dépourvu de siéges. Aussitôt arrivé à bord, je cherchai une place pour m'asseoir; mais tel était le roulis dans la rade même, que je ne pus trouver une position commode, et presque aus-

sitôt je commençai à être malade. J'eus alors
occasion d'observer l'état de mon ventre : le
thorax était rapproché du bassin ; les parois de
l'abdomen tendues et rétrécies dans tous les
sens, et immobiles sous le mouvement respira-
toire. Avec tous les efforts de la volonté, je ne
pouvais pas en obtenir le moindre relâchement,
et si parfois il s'opérait, une force supérieure
(que je m'apercevais très-bien provenir des mouvements irréguliers et variés du bâtiment) rétablissait presque à l'instant la contraction. Enfin,
abattu et épuisé, je me retirai dans ce petit réduit qui tenait lieu de chambre, et me couchai
sur le plancher, une couverture pliée sous mon
dos et un oreiller sous ma tête. Dès-lors les
maux de cœur et les vomissements cessèrent ; il
leur succéda une somnolence que je ne suis pas
accoutumé d'éprouver, et qui était bien loin d'être
du calme. Dans cet état je passai la première
nuit, et le lendemain je me trouvai avec la tête
lourde, la bouche pâteuse et tout le corps écrasé.
Le roulis qui avait été fort pendant toute la nuit
continuait de même. Je montai sur le pont, mais

avec toutes les précautions que je pris, il me fût
impossible d'y résister et je fus obligé de me coucher de nouveau. J'observais cependant que la
position horizontale ne m'était pas favorable
comme de coutume; je ne vomissais pas, mais
j'étais accablé par une somnolence fatigante. En
en recherchant la cause, je m'aperçus que les
parois abdominales n'étaient pas relâchées et
n'obéissaient pas aux mouvements respiratoires.
Je découvris plus; mon corps se trouvait dans
une mauvaise position. Le plancher n'était plat
qu'en sens longitudinal; il se repliait latéralement, en suivant la concavité du bâtiment. Si
j'écartais les extrémités inférieures, mes genoux
et mes pieds reposaient sur des points plus saillants dont la dureté me blessait, et je ne pouvais
les y tenir long-temps : conséquemment, même
sans m'en apercevoir, je me tenais tendu ; et
comme j'étais sur un plan dur, mon corps roulait
facilement. Je pris alors des précautions pour
faire cesser un pareil inconvénient, et surtout
pour pouvoir écarter et fléchir les extrémités
sans en être gêné, au moyen de voiles dont je

pouvais disposer. Aussitôt cette précaution prise, tout changea en ma faveur, je pouvais lire sans en être dérangé ; cependant il m'arriva quelquefois d'être obligé de suspendre ma lecture à cause des maux de cœur que j'éprouvais , mais ils étaient bientôt calmés en reprenant l'attitude favorable dont je m'étais écarté pendant que mon livre absorbait mon attention, attitude que je reconnaissais être telle par la participation facile de l'abdomen à la respiration.

Souvent, dans le courant de cette journée, je quittai cette place pour monter sur le pont, et bientôt après je me voyais obligé d'y revenir. La nuit suivante fut plus calme et mon sommeil plus naturel. Le lendemain, en m'éveillant, je me trouvai si bien que je crus être guéri ; mais je ne l'étais qu'autant que je restais couché, car en changeant de position j'étais tracassé de nouveau. Je passai donc la journée entière en alternant la position horizontale et la position verticale. Ce même soir je mangeai avec goût, et le lendemain je n'eus, pour la dernière fois, qu'un peu de malaise. Le quatrième jour il ne restait

aucun vestige de la maladie ; cependant, si en
changeant de place je prenais une position difficile à conserver, les maux de cœur reparais-
saient à l'instant. Dans cet état de convalescence
les parois du bas-ventre étaient souples et la
respiration abdominale bien sensible.

Les détails qui accompagnent cette observation me dispensent d'y ajouter des remarques,
et même de rapporter d'autres observations qui,
toutes, m'ont donné les mêmes résultats. Néan-
moins je ne saurais me taire sur ce que je viens
d'observer sur une demoiselle, chez qui le mode
d'invasion et la solution de là maladie ont eu
lieu de manière à lever toute espèce d'incerti-
tude, puisqu'on ne peut attribuer le mal de mer
que cette jeune personne a éprouvé qu'à sa mauvaise position dans le navire.

HUITIÈME OBSERVATION.

En 1838, dans le mois de janvier, je m'embarquai au port d'Espagne sur le bateau à vapeur
le Paria, pour aller à Naparima, un des quartiers

de la Trinidad, et dans le but de faire une promenade où se trouvaient les dames A*** et N***, et Mlle N***. Cette dernière était peu habituée aux promenades de mer, et l'on ne pouvait savoir jusqu'à quel point le mal de mer l'éprouverait; Mme A***, ayant été presque constamment malade toutes les fois qu'elle avait fait ce voyage, doit être considérée comme très-susceptible. Soit à cause de la tranquillité de la mer, qui est presque toujours telle dans ce golfe, soit à cause de la commodité du bâtiment destiné exclusivement aux passagers, aucune d'elles ne fut malade. En arrivant au petit bourg de San-Fernando, où le bâtiment s'arrêta, nous passâmes dans un petit canot pour aller à l'habitation de Mme A***, et pendant ce petit trajet personne aussi ne fut incommodé. Trois jours après nous repartîmes dans le même canot pour rejoindre le bateau à vapeur. La mer était aussi tranquille qu'elle l'avait été en allant. Mlle N***, qui dans le trajet de la maison à l'embarcadéro avait mis les pieds dans la boue, voulut, étant dans le canot, changer de bas et de souliers : inutile de dire qu'elle

prit les précautions que la décence exigeait.
Au même instant, je la vis pâlir et vomir presque simultanément, et tout malaise cessa après
avoir terminé cette petite opération. Pendant le
reste du voyage, ni elle ni ses compagnes n'ont
plus rien ressenti.

Remarques.

Dans cette promenade aucun motif assez puis-
sant n'a existé, ni sur le bateau, ni dans le canot, pour déterminer la maladie; Mme A*** qui
en est très-passible en aurait eu quelque atteinte,
Mlle N*** seule en aurait été légèrement incom-
modée. Mais quand et dans quelle circonstance?
Lorsqu'elle a voulu s'écarter de la position qui
lui rendait facile son aplomb; lorsqu'en pliant
outre mesure son tronc en avant et élevant sa
jambe et son pied pour les faire prêter à l'ajuste-
ment du bas, elle a considérablement diminué ses
points d'appui et mis son centre de gravité près
de sortir hors de sa base au plus léger mouvement du canot; par conséquent, lorsque sentant

l'agitation du canot, elle tenait son corps roide, par la contraction forte et simultanée de ses muscles, afin d'en empêcher l'accomplissement. Que s'il en est ainsi, cette observation nous prouve par l'apparition soudaine des phénomènes morbides, combien la contraction et la compression abdominales agissent d'une manière directe et mécanique sur l'estomac. Tous les voyageurs peuvent donner un pareil témoignage, pour avoir en des circonstances sinon exactement les mêmes, du moins parfaitement analogues, éprouvé tout ou partie des symptômes qui se sont déclarés chez cette demoiselle. Il n'y aura peut-être personne parmi eux, qui, en cherchant quelque objet dans sa malle, ou courbé pour tout autre motif, et s'efforçant de se tenir sur ses pieds, n'ait tout-à-coup ressenti ce malaise qui précède le vomissement et le vomissement lui-même.

Ici je m'arrête, persuadé que tout ce que j'ai avancé dans les trois chapitres précédents est exactement constaté par l'observation, l'expérience et le raisonnement, et que désormais on aurait tort de dire avec M. Lande, que « le mal de mer est le résultat d'un genre particulier de mouvements dont le mode d'action est resté jusqu'à ce jour inexpliqué. »

CHAPITRE V.

Moyens thérapeutiques les plus propres à prévenir,
terminer ou ralentir la maladie et les souffrances
des malades.

—

Trois indications se présentent dans le traitement de cette maladie : 1° la prévenir ou la faire
cesser si elle existe ; 2° en diminuer la force ; 3° en
abréger le cours. D'après la nature de la maladie,
une seule condition suffit pour remplir la première indication : elle consiste à prévenir ou à
faire cesser la contraction simultanée et prolongée des muscles abdominaux ; faire en sorte
que les parois du bas - ventre se prêtent aux

mouvements de la respiration, sans quoi aucun espoir de réussir. A en juger par l'empire que la volonté exerce sur ces organes, cette condition semblerait être facile à remplir; mais l'on se trompe : outre qu'il est difficile de tenir l'attention concentrée sur un seul point de l'organisme pour en surveiller la régularité des mouvements, l'instinct a ici plus de force que la volonté, et celle-ci, dans les commencements, ne saurait apporter aucun secours, qu'autant que les motifs de provocation de l'autre n'aient cessé; il faut, par conséquent, soustraire le malade à l'influence des mouvements ; ce que je crois impossible, sans le débarquer, ou sans que le bâtiment rentre dans le port.

On pourait cependant paralyser tous les mouvements d'inclinaison, au moyen d'un siége et d'une cabane centripète, suspendus de la même manière qu'un compas de variation ; mais il reste à savoir si les mouvements d'élévation ou d'abaissement, dépouillés de tous les autres, ne sont pas suffisants pour produire la contraction. J'ai longtemps réfléchi sur ces moyens, et j'en ai même

tracé les modèles que je néglige de produire ici,
sachant que d'autres plus ingénieux pourraient
en fournir et même en faire exécuter de meil-
leurs. Je ne me dissimule pas la nature éminem-
ment insolite de ces mouvements qui resteraient;
cependant, si je considère que l'aplomb ne serait
plus menacé; que dans la position horizontale,
où tous les mouvements existent, la maladie
cesse ou du moins le symptôme principal, je suis
amené à croire que les voyageurs peu impressionnables, surtout s'ils sont au fait des causes
et de leur manière d'agir, pourront en prévenir
les effets, ou les faire cesser s'ils existent, et
que les autres en éprouveront une diminution
dans leur intensité et dans leur durée; car les
premiers pourront facilement entretenir la respiration abdominale, moyen sûr et condition
sine quâ non, et les seconds, éprouvant une diminution dans les causes, l'éprouveront aussi dans
les effets; et s'ils n'en reçoivent pas une violence
matérielle, ils s'habitueront plus promptement
à ne pas les craindre, surtout s'ils ont la présence d'esprit de ne pas faire attention à tout ce

qui se passe autour d'eux et qui semble les me-
nacer. Au reste, c'est l'expérience seule qui peut
en constater les véritables résultats, faite, bien
entendu, par des gens de l'art qui connaissent
parfaitement la structure du corps humain, et
qui sont dans le cas de constater le véritable
état où se trouvent les muscles du bas-ventre et
le diaphragme (1).

---

(1) J'ai toujours été impatient d'expérimenter le siége
centripète pour en donner moi-même le résultat, et j'ai
toujours été entravé par quelque obstacle. C'est seulement au moment de livrer ces recherches au public,
que j'ai réussi à faire construire ce siége sur les bases
que je viens d'indiquer, et j'ai été assez heureux de le
voir fonctionner suivant le but que je me proposais ;
mais cette fois aussi je n'ai pu le mettre en œuvre que
pendant deux heures seulement, et encore avec beaucoup de difficulté par l'encombrement du bâtiment et la
chaleur étouffante qui existait dans la petite chambre,
seul endroit où j'ai pu le placer ; en voici le résultat.

Le 10 juillet, à sept heures du soir, je suis parti de
l'Ile-Rousse pour me rendre à Marseille. Il y avait, à
cette époque, deux ans révolus que je n'avais pas mis
le pied en mer. En sortant du port, nous rentrâmes
dans une mer houleuse sans vent déterminé. Je m'étais
déjà placé sur le siége, un livre à la main, afin de
provoquer le mal de mer avec un autre moyen que

Quand même, me dira-t-on, les résultats seraient
tels que vous le croyez, si les voyageurs se con-

---

celui de la position de mon corps. Je restai en cet état
à peu près un quart d'heure sans rien ressentir; tandis
que la généralité des passagers vomissait à gueule
ouverte. L'obscurité de la nuit ne me permettant plus
de lire, je me mis à examiner toutes les sensations que
j'éprouvais. Je n'avais aucune peine pour conserver
mon aplomb; mais j'éprouvais une sensation désagréable
dans les mouvements d'élévation et d'abaissement, les
seuls qui restaient; je sentais même que la respiration
abdominale s'arrêtait, et ne se rétablissait qu'avec un
soin particulier de la volonté, mais sans effort. Si je
promenais mes regards autour de moi, je voyais tous
les objets tourner beaucoup plus que je ne le voyais
n'étant pas sur ce siége. Cela me faisait aussi une
impression désagréable à la vue, telle que lorsqu'on
danse la valse sans y être habitué. Je pouvais cependant
l'éviter en baissant les yeux, qu en les fixant sur le livre
que j'avais en main. En attendant, aucun symptôme de
maladie ne parut sur moi, quoiqu'il y eût beaucoup de
roulis, jusqu'à ce que, s'étant déclaré un vent contraire
et très-fort, nous regagnâmes le port où nous jetâmes
l'ancre à dix heures et demie du soir. Pendant ce court
espace de temps, j'ai beaucoup souffert par la chaleur
de la chambre et par la mauvaise odeur des matières
vomies par quelques-uns qui s'y étaient jetés à corps
perdu.

En donnant le résultat de cette courte expérience,

damnent à faire usage de la cabane et du siége
centripète, ils ne pourront jamais acquérir le pied
marin, et seront privés de l'agrément de se promener partout, comme d'autres font au bout de

---

je ne prétends pas en déduire l'utilité du siége, par cela
seul que je n'ai pas été malade malgré le roulis et
malgré la lecture. L'expérience a été trop courte pour
que je ne puisse pas m'en méfier; car je ne suis pas sûr
que j'eusse été malade n'étant pas sur le siége. Je n'ai
pas non plus la certitude, quoique peu s'en faut,
qu'étant assis commodément, je n'eusse pas pu supporter la lecture pendant un quart d'heure : c'est ce
qui me fait regretter de n'avoir pas pu la prolonger;
peut-être alors j'en aurais observé aussi les effets sur
quelqu'un des passagers. Mais si par là elle ne me dit
rien d'assuré en faveur, elle m'en dit beaucoup moins
contre. D'un autre côté, elle m'assure que tous les
mouvements d'inclinaison sont paralysés, que l'aplomb
n'est point menacé, que l'on peut facilement entretenir
la respiration abdominale, et elle me prévient seulement que, pour obtenir un résultat complet du siége, il
faut s'y abandonner sans crainte, et même l'aider avec
la dilatation volontaire du bas-ventre, en attendant que
la confiance vienne d'elle-même, ce qui ne peut pas
manquer, ou que les mouvements d'élévation et d'abaissement ne tirent pas à conséquence. Au surplus, on
pourrait encore diminuer ce tournoiement désagréable
des objets en le plaçant sur le pont.

quatre ou cinq jours. Je conviens de cela, mais qui les empêchera d'en sortir, et de faire tout ce qui peut hâter cet heureux changement, pour y revenir aussitôt que le malaise recommence? Ils pourront, au contraire, le faire mieux que ceux qui sont abattus et découragés par la maladie. On peut ajouter encore en faveur de ces machines, que ceux qui éprouvent de la difficulté à expulser les urines, y trouveront la position la plus favorable au relâchement des muscles qui en est la cause (1).

Quelle que soit l'utilité de ces moyens, on ne peut pas espérer de les trouver établis sur tous les bâtiments, soit à cause de leur petitesse, soit à cause de leur destination, et comme on ne saurait en indiquer d'autres probables pour

---

(1) Indépendamment de la maladie, par l'adoption du siége, on peut procurer aux voyageurs des commodités plus appréciables que ne leur en donnent une belle tapisserie, une boiserie des Indes et des glaces de Paris. Pendant les forts roulis, ils pourraient faire leurs repas sans craindre de voir se renverser sur eux les potages, les sauces, l'eau et le vin. Il en résulterait encore d'autres avantages que je crois inutile d'énumérer ici.

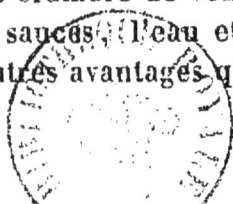

remplir la première indication, il faudra avoir
recours à ceux qui peuvent satisfaire à la seconde : savoir, diminuer la force de la maladie.
Le mécanisme par lequel les symptômes se développent ayant été caché jusqu'à présent, il
devait être difficile de trouver les moyens qui
pussent les calmer : aussi plusieurs ont été pro-
posés et même vantés, sans avoir été sanctionnés
par l'observation, encore moins par le raisonnement. Il y en a cependant dont l'efficacité ne
peut pas être mise en doute, d'autant plus qu'ils
tendent à affaiblir la cause de la maladie : par
exemple, les *ingesta*, qui consistent à manger et
à boire quand même on en ressente le dégoût
et qu'on sache qu'on doit vomir un instant après.
Les *ingesta* ne diminuent pas la contraction et la
compression abdominales, mais ils servent à
délayer les matières devenues irritantes dans
l'estomac, à en augmenter la masse, conséquemment à en rendre plus facile l'expulsion et à diminuer le *stimulus* qui excite le vomissement,
ce qui allége considérablement les souffrances
des malades. L'aversion que j'ai eue toujours

pour toute sorte d'aliments et de boissons, ne m'a pas permis de faire une pareille épreuve, et je me suis borné, étant malade, à rester couché; mais souvent mes compagnons de voyage se servaient de ce moyen, et m'assuraient qu'ils éprouvaient alors une différence très-sensible en bien ; ce qui me fait regarder son utilité suffisamment constatée pour devoir le recommander. Mais il n'est pas indifférent de se servir de toute qualité de boissons et d'aliments. S'ils n'ont d'autre but que de délayer les matières gastriques pour les rendre moins irritantes, ou d'en augmenter la quantité pour en rendre l'expulsion plus facile et moins douloureuse, on ne peut avoir aucune confiance dans les liqueurs et les substances aromatiques, qui, par elles-mêmes, stimulent et irritent l'estomac, surtout dans cette circonstance où sa sensibilité et son irritabilité se trouvent sans doute exaspérées. J'ai été, en effet, attaqué de céphalalgie toutes les fois que j'ai voulu prendre la plus petite quantité de liqueur, n'importe de quelle espèce; tandis que je pouvais le faire impunément après mon réta-

blissement. Il faut donc donner la préférence
aux boissons véritablement délayantes et aux
substances le moins stimulantes, telles que l'eau
pure, les boissons acidulées, le fruitage, les
bouillons et les soupes gélatineuses.

Après vient la bande appliquée circulairement
autour de l'abdomen : ce moyen, ainsi que le
premier, tend à affaiblir même plus directement
la cause principale. Mais cette bande ne com-
prime-t-elle pas les viscères du bas-ventre? N'est-
ce pas cette compression qui est la cause de la
maladie? Cette remarque, qui peut paraître à
quelques-uns assez importante pour mettre en
doute ou l'efficacité du moyen, ou la justesse de
mes principes, mérite quelque éclaircissement.
La contraction des muscles abdominaux, ainsi
que je l'ai déjà démontré, n'a d'autre fin que de
rendre le tronc plus solide, surtout dans sa partie
inférieure, en faisant des parties molles une
seule masse plus réunie que de coutume. Aussitôt
que cette cohésion cesse, la mobilité et la flexibilité naturelles se rétablissent et ne sauraient
conserver un état moyen, souvent plus que suf-

fisant pour maintenir le degré de solidité dont
on sent le besoin, tout en permettant quelque
mouvement au diaphragme. Son effet est nul, si
elle n'est contre-balancée par une égale résistance formée par ce dernier et par le thorax.
Maintenant faisons une compression artificielle
tout à l'entour du bas-ventre; avec elle nous
remplaçons les muscles qui peuvent désormais se
relâcher, sans que la masse intestinale manque
de soutien, pour en fournir à son tour au thorax.
Le diaphragme lui-même, dont la situation fixe
n'est excitée que par le besoin d'être en harmonie
avec les muscles du bas-ventre, diminue son
intervention et se rapproche plus ou moins de
son état naturel. Nous aurons donc ici une diminution dans la contraction musculaire et dans
la situation fixe du diaphragme, et les circonstances n'étant pas pressantes, cessation complète, au moins par intervalles. La compression,
il est vrai, n'existe pas moins; mais elle n'est
pas si forte et n'existe pas également dans tous
les sens; quelque exacte qu'elle soit, elle per-
mettra toujours une petite dilatation provenant
de l'élasticité du tissu dont on se sert.

Si auparavant les muscles ne pouvaient pas permettre la moindre dilatation sans détruire la cohésion, actuellement ils peuvent le faire sans lui nuire; ils peuvent même l'augmenter, car l'instrument de la compression n'en deviendra que plus tendu. En attendant, l'estomac et les autres viscères du bas-ventre, quoique comprimés, se ressentiront de l'influence salutaire de ce mouvement alternatif que la respiration peut leur imprimer d'une manière bien peu sensible. Par conséquent, si nous appliquons ce bandage circulaire au bas-ventre, de manière à faire une compression convenable, nous ne pourrons pas douter de son efficacité, sans avoir besoin de mettre en doute les principes déjà établis et constatés de tant de manières et par ce même fait.

Il est inutile de prouver l'utilité de la position horizontale, autre moyen recommandé déjà, puisqu'il en a été parlé suffisamment dans ce qui précède; cependant, pour en obtenir un résultat plus complet, il convient de se rappeler qu'elle ne sera profitable qu'autant qu'elle sera com-

mode. Pour la rendre telle, on doit choisir, faute
de cabanes, des endroits à l'abri de toute gêne,
et où l'on puisse varier les attitudes à son gré.
Aucune inégalité ne doit exister sur le plan destiné à servir de cabane, et au lieu d'une surface
horizontale ou convexe, il faut s'en procurer une
légèrement concave. A tout cela on doit ajouter
une attitude qui procure au corps une base aussi
étendue que possible, en se couchant sur le côté,
le tronc courbé en avant, les jambes et les cuisses
dans un état de flexion et d'écartement convenable. Au surplus, j'ajouterai pour les personnes
impressionnables le précepte de ne pas faire
attention aux mouvements du bâtiment, et, s'il
le faut, même de fermer les yeux.

Avec des précautions du même genre, on sup-
portera aussi les mouvements, étant assis : à cet
effet, après avoir choisi l'endroit où l'on croira
pouvoir rester sans être déplacé, on cherchera à
se procurer un appui pour soutenir son dos, sans
le faire trop pencher par derrière, ni trop courber
en avant; on placera latéralement des objets qui
puissent offrir aussi quelque résistance aux han-

ches et aux parties latérales et inférieures du
tronc, où l'on puisse surtout appuyer les mains et
les bras afin de leur faire opposer une résistance,
le cas échéant. Les pieds et les jambes doivent
être un peu relevés et écartés, pour s'opposer,
à leur tour, aux mouvements qui menacent antérieurement. Ainsi, protégé de tout côté, le
tronc n'aura pas besoin de tenir en contraction
les muscles abdominaux pour conserver son
aplomb.

Mais comment s'entourer de toutes ces précautions? Sur les bâtiments, en général, même
les mieux entretenus, on n'y trouvera guère
que des siéges isolés, des bancs avec plus ou
moins de déclivité et qui n'offrent aucun appui,
ressemblant à ceux que je viens de recommander.
Je crois qu'on peut satisfaire à toutes ces exi-
gences avec une chaise pliante très-simple, qui
n'embarrasserait pas plus que celles dont on se
sert ordinairement, et qui peut avoir une place
sur tous les bâtiments, même les plus petits. Je
le répéterai encore, ce moyen n'aura de succès
qu'autant qu'on se laissera aller et qu'on n'op-

posera pas aux mouvements du vaisseau une roideur mal entendue.

La difficulté d'expulser les urines et les matières fécales n'étant que le résultat de la contraction musculaire, les moyens déjà recommandés con-tribueront à calmer ces symptômes désolants ; mais telle est la susceptibilité dans quelques sujets, qu'à terre même ils ne sauraient obtenir ces excrétions, ne pouvant pas prendre certaines attitudes déterminées, ou se mettre à l'abri des regards d'autrui. De tels individus, surtout si quelque indisposition urinaire les affecte, doivent soigneusement rechercher cette attitude favora-ble. C'est dans la cale et au centre du bâtiment qu'ils la trouveront plus facilement, en se procu-rant les appuis nécessaires pour pouvoir relâcher les muscles du périnée, et en se servant de vases que leur forme rend propres à cet usage. Que si toutes ces précautions deviennent sans résultat, on aura recours, pour l'expulsion des urines, aux ablutions ou immersions dans l'eau froide ou légèrement tiède. S'il est permis de s'en rapporter à ceux que j'ai consultés, il paraît que ce moyen est d'une utilité constante. Quant au séjour des matières fécales dans le rectum, il peut être supporté pendant long-temps; mais comme il peut, à la longue, produire des irritations fortes et même le ténesme, ainsi qu'on en voit des exemples; il est prudent de se servir de lavements légèrement purgatifs, surtout pour ceux qui sont sujets aux engorgements hémorroïdaux.

J'ai déjà fait sentir, en différentes occasions, que l'exercice et les épreuves répétées sont les principaux moyens à l'amarinement et à l'acquisition du pied marin; faute de tels moyens, le sexe et l'âge mûr retardent davantage à l'obtenir. Plus la position du malade sera difficile, plus cet exercice aura de résultat: conséquemment il aura peu à compter sur une prompte guérison, s'il se condamne à rester toujours couché. Mais comme, en insistant sur des positions qui provoquent le plus les contractions, on paierait cher le temps qu'on a soustrait au cours ordinaire de la maladie, à cause des symptômes plus forts et des maux plus aigus qui en seraient la suite inévitable, il faut, pour que

cet exercice lui soit de quelque utilité, tout en le
provoquant, qu'il soit dirigé sur les mouvements
le moins nuisibles, il faut que les épreuves consistent à éviter les contractions qui causent le
désordre et à les remplacer par celles qui n'ont
aucune action morbifique, ce qui est bien difficile ; cependant le mal ne sera pas sans ressource,
si l'on met à profit la doctrine que j'ai exposée. Le
bas-ventre est contracté et immobile, et il s'agit
de le rendre souple et relâché, de quoi le malade peut avoir connaissance, et même y exercer
une influence au moyen de la volonté. Or donc,
étant assis, faisant un retour sur lui-même, il
doit forcer la dilatation de l'abdomen, ou pour
mieux dire, le faire obéir à l'impulsion de la respiration. Mais la volonté n'a pas toujours assez
d'empire pour opérer le relâchement du bas-
ventre : hors les premiers temps, une position
peu commode en sera la cause ; alors il doit
chercher à l'améliorer, autant que possible, avec
les précautions déjà indiquées. Que si des circonstances impérieuses s'y opposent, il est inutile d'insister, et il convient d'avoir recours à la

position horizontale, pour la quitter aussitôt que des circonstances plus favorables le permettent. En agissant ainsi, quoique par intervalles, on parviendra promptement à supporter la position commode, ensuite la moins facile et enfin la plus difficile. Telles sont les règles à suivre pour abréger le cours de la maladie. Je n'ai fait qu'indiquer celles que j'ai mises en pratique depuis quelque temps et avec succès ; car, lorsque je peux m'en servir, le mal de mer se réduit pour moi à un simple malaise, qui ne se prolonge pas au-delà de vingt-quatre heures.

On aura plus de ressources, si la condition du bâtiment permet de se tenir debout et de se promener. La flexibilité des extrémités inférieures sur lesquelles repose le tronc, leur docilité dans l'exécution des mouvements et des inflexions dans tous les sens dispensent le tronc, pour conserver son aplomb, de prendre une attitude qui ne soit pas naturelle. « Que l'on perd facilement le pied marin ! (s'écrie le capitaine du *Gabriel*, qui chancelait en entrant dans la mer un peu houleuse), mais voici comment on doit s'y prendre : » et en même temps il tenait ses jambes un peu écartées latéralement et d'avant en arrière, avec la pointe des pieds tournée en dehors. Suivant que le mouvement se faisait d'un côté ou de l'autre, il fléchissait la jambe et la cuisse du côté opposé. S'il voulait marcher, il portait ses jambes progressivement et alternativement en avant, en leur faisant conserver le même écartement et la même souplesse. Je compris aussitôt l'utilité d'une pareille manœuvre et fus même surpris de pouvoir l'exécuter avec facilité : de sorte que dès le premier jour je pouvais me promener sur le pont (Voy. *pag.* 75, *Obs.* 5e). Je ne doute pas que ce n'ait été le motif principal de la légèreté des symptômes que j'essuyai dans ce voyage, et de leur prompte disparition, favorisé par la bonne condition du bâtiment.

CONCLUSION.

Ici se terminent les investigations auxquelles
mes voyages m'ont donné occasion de me livrer ;
pour être couronnées d'un succès complet, il ne
leur manque que l'appui d'autres médecins voyageurs d'un mérite mieux constaté , et d'une
réputation littéraire mieux affermie. J'espère
qu'ils se feront un devoir de le leur accorder,
aussitôt après en avoir constaté eux-mêmes l'observation et l'expérience. En attendant, je me
repose sur la confiance que ni l'amour-propre, ni
l'exaltation n'ont dû dénaturer l'observation, ni
me tenir dans l'illusion sur la conviction qu'on ne
peut attribuer d'autres causes ni d'autre essence
plus raisonnable au mal de mer, que celles que
je viens de lui assigner, et qu'aucun moyen thé-

rapeutique ne peut être avantageusement appliqué à son traitement, si ce n'est dans le sens de mes principes. Puisse la même lumière éclairer l'entendement de ceux qui se livrent à l'étude des maladies, à la fois graves et fréquentes dans ces pays (1), et dont la nature se cache encore sous un voile impénétrable !

---

(1) Cela veut dire en Amérique, et surtout sous les tropiques.

FIN.

TABLE DES MATIÈRES.

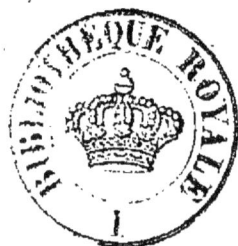